TERAPIA ENERGÉTICA
DE BACH

(sob a ótica da Física Moderna)

Editora Appris Ltda.
1.ª Edição - Copyright© 2022 da autora
Direitos de Edição Reservados à Editora Appris Ltda.

Nenhuma parte desta obra poderá ser utilizada indevidamente, sem estar de acordo com a Lei n°
9.610/98. Se incorreções forem encontradas, serão de exclusiva responsabilidade de seus organi-
zadores. Foi realizado o Depósito Legal na Fundação Biblioteca Nacional, de acordo com as Leis nos
10.994, de 14/12/2004, e 12.192, de 14/01/2010.

Catalogação na Fonte
Elaborado por: Josefina A. S. Guedes
Bibliotecária CRB 9/870

O482t
2022
	Oliveira, Rita de Cássia Caixeta
	    Terapia energética de Bach (sob a ótica da física moderna) / Rita de
	Cássia Caixeta Oliveira. - 1. ed. - Curitiba : Appris, 2022.
	    82 p. ; 21 cm.
	
	    Inclui referências.
	    ISBN 978-65-250-3591-8
	
	    1. Flores – Uso terapêutico. 2. Medicina energética. 3. Bach,
	Edward, 1886-1936. I. Título.
	
	<div align="right">CDD – 615.321</div>

Appris editora

Editora e Livraria Appris Ltda.
Av. Manoel Ribas, 2265 – Mercês
Curitiba/PR – CEP: 80810-002
Tel. (41) 3156 - 4731
www.editoraappris.com.br

Printed in Brazil
Impresso no Brasil

RITA DE CÁSSIA CAIXETA OLIVEIRA

TERAPIA ENERGÉTICA DE BACH

(sob a ótica da Física Moderna)

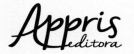

FICHA TÉCNICA

EDITORIAL	Augusto Vidal de Andrade Coelho
	Sara C. de Andrade Coelho
COMITÊ EDITORIAL	Marli Caetano
	Andréa Barbosa Gouveia (UFPR)
	Jacques de Lima Ferreira (UP)
	Marilda Aparecida Behrens (PUCPR)
	Ana El Achkar (UNIVERSO/RJ)
	Conrado Moreira Mendes (PUC-MG)
	Eliete Correia dos Santos (UEPB)
	Fabiano Santos (UERJ/IESP)
	Francinete Fernandes de Sousa (UEPB)
	Francisco Carlos Duarte (PUCPR)
	Francisco de Assis (Fiam-Faam, SP, Brasil)
	Juliana Reichert Assunção Tonelli (UEL)
	Maria Aparecida Barbosa (USP)
	Maria Helena Zamora (PUC-Rio)
	Maria Margarida de Andrade (Umack)
	Roque Ismael da Costa Güllich (UFFS)
	Toni Reis (UFPR)
	Valdomiro de Oliveira (UFPR)
	Valério Brusamolin (IFPR)
SUPERVISOR DA PRODUÇÃO	Renata Cristina Lopes Miccelli
ASSESSORIA EDITORIAL	Manuella Marquetti
REVISÃO	Isabel Tomaselli Borba
	José A. Ramos Junior
PRODUÇÃO EDITORIAL	William Rodrigues
DIAGRAMAÇÃO	Bruno Ferreira Nascimento
CAPA	Bruno Ferreira Nascimento
REVISÃO DE PROVA	Bianca Silva Semeguini

Dedico este livro a todos aqueles que desde sempre estiveram presentes em minha vida.

Antônio e Tomázia, meus avós maternos, que mostram o valor da humildade e cultivo da fé. João e Maria, meus queridos pais, que me ensinaram a autenticidade, a compaixão, a severidade sem perder a docilidade. Meus irmãos Terezinha e Antônio, amigos confidentes. Cleverson Donizette, meu companheiro de jornada, Daniel Riverson, Ivan Sérgio e Livia Maria, meus filhos que me fizeram navegar nas asas do amor incondicional. Sara, Francisco, Lara, André, Ester e Estevão, meus queridos netos, prova viva da continuidade da minha história.

AGRADECIMENTOS

Agradeço a Deus como princípio e razão de tudo.

Agradeço a confiança de todos os meus clientes, que permitiram minha experiência clínica, ajudando a aprofundar e ampliar meus conhecimentos para melhor atendê-los em suas mais profundas aspirações.

Agradeço a todos os colegas e profissionais, pelo suporte técnico que de forma exemplar contribuiu para realização deste trabalho.

Agradeço a professora Rosa Maria Viana, coordenadora do curso de Especialização em Valores Humanos.

Agradeço a professora doutora Kátia Abreu, especialista/instrutora do Instituto Bach no Brasil, pela formação e especialização de minha turma como *practitioners* do sistema Bach.

Agradeço a toda equipe editorial que trabalhou para a publicação deste livro.

APRESENTAÇÃO

Saúde e qualidade de vida são temas de grande interesse nos dias de hoje. tornando-se para muitos um projeto de vida, independentemente da fase em que estão.

A natureza humana, reconhecida como um conjunto de traços pessoais específicos e individualizados, que se revelam na maneira de pensar, sentir e agir de cada pessoa, torna-se uma condição *sine qua non* para análise dela, em que o reconhecimento do respeito incondicional por si, pelo outro, pelo mundo passa a ser um fator que conduz nossas ações pessoais e sociais no cotidiano das questões que a vida nos impõe.

Certa vez me deparei com um pensamento do filósofo grego Hipócrates em que dizia que nem a sociedade, nem o homem, nem nenhuma coisa deve ultrapassar os limites estabelecidos pela natureza. Assim, quando tratamos de saúde, qualidade de vida, estamos falando necessariamente de limites. Falando de limites, estamos lembrando de prevenção, e a melhor forma de prevenir doenças é o caminho do autoconhecimento e/ou do reconhecimento e respeito pelos nossos próprios limites.

O oposto da saúde é, no entanto, a doença, a qual estamos todos sujeitos desde o nascimento. Manter a saúde em meio a possibilidades da doença é para nós um desafio permanente, tornando-se uma premissa incontesta de busca e prevenção desta, para a manutenção de uma melhor qualidade de vida.

Diagnósticos médicos que especificam com clareza as doenças físicas a partir de sintomas amplamente confirmados por exames convencionais facilitam os tratamentos e dão a estas maiores possibilidades de êxito. Em contrapartida, aqueles sintomas de origem não identificadas tornam-se aí um ponto de indefinição e interrogação a ser investigado.

Está se tornado muito comum clientes chegarem ao meu consultório dizendo estarem sofrendo com sintomas, mas que não foram identificados em exames clínicos e laboratoriais. É cada vez mais comum também atribuir tais situações ao fenômeno conhecido como "doenças psicossomáticas", conceituadas popularmente como aquelas doenças físicas que têm seus princípios na mente.

O presente livro trata exatamente dessa questão. A partir da compilação de algumas queixas e sintomas físicos mais recorrentes apontados pelos meus clientes durante a consulta terapêutica, e que por eles afirmadas não terem sido apontadas por exames laboratoriais, é que as trato por meio de fórmulas energéticas florais, que, atendendo ao estado emocional e/ou sentimental da pessoa, vai trazer benefícios à sua saúde como um todo. Considerando ainda o momento pandêmico que estamos vivendo, (covid-19), trago algumas sugestões de compostos florais, considerando as queixas mais recorrente no processo terapêutico energético atual.

SUMÁRIO

PARTE I
A SINTONIA DA MEDICINA ENERGÉTICA DE BACH COM A FÍSICA MODERNA. 13

O paradigma da parte 14

O paradigma do todo 16

Ressonância 18

Campo energético ou campo áurico 20

Autoconhecimento 21

Fenomenologia 22

Somatização 24

Emoções e sentimentos 26

PARTE II
PRINCÍPIOS FILOSÓFICOS E DIDÁTICOS DA MEDICINA ENERGÉTICA DE BACH 29

O legado de Bach 32

Transformação e cura — finalidade da terapia energética com as flores 34

A Metodologia de Bach — os sete grupos 35

O perfil energético curador das flores: tipo e situação 39

Florais: os cuidados na composição de flores 42

PARTE III
QUANDO AS DOENÇAS DA ALMA AFETAM O CORPO FÍSICO 47

As emoções em nossos órgãos 48

PARTE IV
DORES SOMÁTICAS – DORES DA SENSIBILIDADE 53

Seleção de queixas mais frequentes no consultório – sugestão de flores 55

PARTE V
EFEITOS DA PANDEMIA NA SAÚDE EMOCIONAL.............71

Situações e sentimentos mais frequentes – sugestões de fórmulas 73

CONSIDERAÇÕES FINAIS...77

REFERÊNCIAS 79

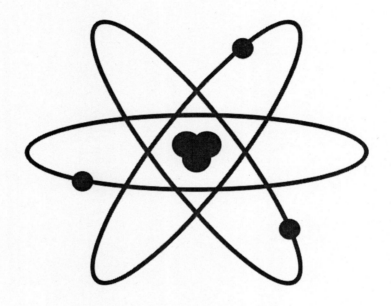

Parte I

A SINTONIA DA MEDICINA ENERGÉTICA DE BACH COM A FÍSICA MODERNA.

Toda a expansão da consciência provocará, inevitavelmente, uma reação no inconsciente.

(Mechthild Scheffer)

O PARADIGMA DA PARTE

> *[...] o realismo materialista que hoje predomina na medicina postula um universo sem qualquer significado espiritual, material, vazio e solitário. Em resumo, vivemos em crise, não tanto uma crise de fé, mas uma crise de confusão. Como foi que chegamos a esse deplorável estado.*
>
> *(Amit Goswami)*

Fazendo um recorte na história da evolução do conhecimento, gostaria de enfatizar o período em que esta deixou de ver o ser humano como um todo e passou a observá-lo em partes.

Isaac Newton, em meados do século XVI, apresenta o Método Racional Dedutivo, o conhecido paradigma newtoniano-cartesiano, que de forma simplificada seria o estudo e o entendimento do ser de forma fatiada. Tal paradigma tem exercido, a partir de então, um papel de grande influência em todos os campos do conhecimento científico.

A grosso modo e referindo ao campo da medicina moderna, podemos aferir que esse foi o princípio do desenvolvimento das especialidades médicas que hoje conhecemos. Essa abordagem relega a inteireza do Ser a um segundo plano.

Há de se reconhecer sem dúvida alguma o inquestionável desenvolvimento das ciências médicas nos últimos 150 anos. Todo o esforço sempre esteve em oferecer ao homem conforto, paz e felicidade. Porém, não é necessariamente isso o que se vê. Muito pelo contrário, vivemos uma realidade de mundo dominado pelo egoísmo, miséria, opressão, maldade, deslealdade, trapaça, traição e destruição indiscriminada e desrespeitosa contra a natureza e os verdadeiros valores que promovem a paz ao ser humano.

Apesar de toda desenvoltura científica da medicina moderna para o controle e a prevenção das doenças, existe em contrapartida um triste descaso com o paciente como um todo. Toda a eficiência da medicina das especialidades para tratar um órgão do corpo não dá conta da altíssima complexidade e interação desse órgão com todo o contexto no qual o corpo físico está inserido (dimensão espiritual, psicológica) e, ainda mais, de sua situação no momento em que está vivendo; suas emoções e seus sentimentos.

Diante dessa situação, a ciência como um todo deveria redimensionar o mais rápido possível suas considerações, buscando priorizar o entendimento da inteireza do ser humano enquanto corpo e alma, na busca da manutenção da vida com qualidade de vida para todos. Para tal, o estudo da visão holística, ou seja, da harmonia e inserção do todo na parte e da parte no todo, como uma teia, faz-se com necessária urgência, assim como a adoção dos princípios holísticos na formação e prática dos profissionais das ciências como um todo, especialmente das ciências médicas.

A visão holística sempre teve uma origem bem diferenciada. Ela não partiu de intervenções de grandes cientistas e/ou nomes nem tem uma época definida. É como se existisse desde sempre, como uma sabedoria universal, sem despertar grandes alardes. Felizmente, por volta de 1970, o renascimento das terapias holísticas tem sido visto e acompanhado com mais frequência e interesse pela ciência em geral, porém sabemos que tem um longo caminho a percorrer nessa conquista.

Holismo, por sua vez, significa "tudo tem a ver com tudo". Ele se fundamenta na inteireza e no comprometimento da pessoa com a natureza e vice-versa. A proposta holística é uma proposta mais humanista, em que a cura das doenças está na observação e no atendimento do indivíduo como um todo (físico, mental, emocional), e não somente na busca da cura específica de um determinado órgão que esteja doente. Isso poderia, com certeza, afastar o fantasma dos efeitos colaterais que a maneira parcial de tratamentos, muitas vezes e até de forma inconsciente, traz, o que causa prejuízos imensuráveis à saúde no geral.

O PARADIGMA DO TODO

Tudo é milagroso: a ordem estupenda da natureza, os milhões de mundos girando ao redor de milhões de sóis, a atividade da luz, a vida dos animais. Todos estes milagres são grandes e perpétuos.

(Voltaire)

A Epistemologia, em geral, está trazendo uma nova compreensão dos fenômenos da realidade em sua totalidade e globalidade. O paradigma holístico passa a ser doravante um campo mais fértil para essa caminhada.

Cientistas de diversas áreas do conhecimento vêm contribuindo com seus estudos para a confirmação da importância e da seriedade que devemos atribuir ao pensar, sentir e agir holístico. Vejam, por exemplo:

Smuts, em seu livro *Holismo e Evolução* (1926), dizia que uma força era responsável pela criação de conjuntos, desde o átomo, até o universo, passando pela célula, pela pessoa e pela sociedade. Ele denominou essa força de "holismo", representativa da totalidade da vida, da mente e da matéria,

O físico estadunidense de posterior cidadania brasileira e britânica, David Bohm (1980) fala sobre o mundo da ordem implícita. Para ele, o mundo a que assistimos, ou seja, da ordem explícita, deriva de um nível mais profundo que só podemos conhecer indiretamente, denominado mundo da ordem implícita.

O psicanalista suíço Carl Gustav Jung publicou obras sobre a Psicologia Complexa denominada Psicologia Analítica (192-), onde a energia psíquica não se limita à energia sexual, mas diz respeito à energia vital, que permeia todo o corpo. E a dinâmica dessa energia entre as várias camadas consciente e inconsciente acontece no sentido da complementaridade; não há opostos com começo e fim e sim um *continuum* de experiências entre os opostos que vão se modificando e afetando tudo o tempo todo.

Não poderia deixar de mencionar também o trabalho de Jung, quando este fez pela primeira vez, em 1929, uma publicação científica sobre a sincronicidade — eventos sincronísticos — não relacionados com o princípio da causalidade. Somente 21 anos depois é que ele concluiu esse assunto. Em 1952, ele escreveu *Sincronicidade – um princípio de conexão acasual*, que fala dos acontecimentos coincidentes sem uma conexão aparente. Por exemplo, descobertas científicas que, de acordo com dados históricos, ocorrem quase que simultaneamente, sem nenhum raciocínio lógico. Esse tipo de compreensão instantânea Jung denominou de *insight*.

O físico e teórico de sistemas Fritjov Capra escreveu livros como *O Ponto de Mutação*, *O Tao da Física*, *A Teia da Vida* e outros mais, usando uma linguagem pedagógica que permitiu uma compreensão mais transparente e simples sobre o que é a vida. Segundo ele, a vida é uma teia intrínseca de formas conectadas entre si.

Zbigniew Jerzy Lipowsk, psiquiatra polonês, em 1988, num artigo de revisão na *Revista Americana de Psiquiatria*, enfocou a questão complicada sobre a somatização. Segundo ele, trata-se de uma tendência para experimentar e comunicar desconforto somático e sintomas que não podem ser explicados pelos achados patológicos. Pacientes com transtornos somáticos costumam demandar uma grande quantidade de consultas médicas e exames, gerando altos custos para o sistema de saúde, que apenas aumentam seu sofrimento, sua ansiedade e sua frustração. Acredita-se que fatores psicológicos e psicossociais desempenham importante papel na etiologia dessa condição.

A medicina energética, por sua vez, vem constatando que os desequilíbrios emocionais e físicos provêm dos campos sutis (meridianos, nadis, chacras, chi, prana), que são canais energéticos, pelos quais passam várias terminações nervosas (nervos, músculos, articulações, tendões, ligamentos). A medicina energética dedica-se a estudar as influências que as energias dos campos sutis produzem no corpo humano. O fluxo dessas energias age como antenas que enviam e recebem informações, causando mudanças nos padrões de pensamentos, sentimentos e emoções. Esses movimentos de energia quando bloqueados, e não restaurados, causam instabilidade e aos poucos materializam-se no corpo físico como doenças propriamente ditas.

Somado a tantos outros estudiosos da ciência, faço uma homenagem especial a Bach e Hahnemann. Como médicos, eles também deixaram suas marcas na compreensão holística do mundo e do ser, buscando determinar as causas e as origens dos desequilíbrios contidos numa dimensão de inteireza e totalidade.

Claro que Bach, dentro dessa visão científica, se destaca por ter sido, além de um grande médico, um grande terapeuta e estudioso da alma humana, postulando princípios éticos capazes de manter o ser em estado de equilíbrio sentimental e emocional, possibilitando sua inteireza, inclusão e plenitude. Por meio de uma visão clara de si mesmo (autoconhecimento), o indivíduo torna-se capaz de transformar seus erros em acertos. A medicina de Bach, pautada na energia das flores, combate às emoções negativas fazendo aflorar a consciência dos dons e possibilitando, assim, o desvelo dos traços da verdadeira personalidade.

RESSONÂNCIA

No começo do século XX, a visão de mundo clássica e mecanicista começou a ser abandonada. A Física Moderna com suas teorias quântica e da relatividade levou a adoção de uma visão mais sutil e orgânica da natureza.

Para a Física Quântica, ressonância é um fenômeno em que um sistema vibratório ou força externa conduz outro sistema a oscilar. Podemos dizer que ressonância tem como sinônimos: eco, repercussão, reflexão, sonâncias. Os efeitos da ressonância estão ao nosso redor; nos sons das ondas do mar, no ruído do ar, na cor das flores, nos sons musicais etc.

Podemos ainda falar em ressonância de diversos tipos: mecânica, sonora, elétrica, magnética, óptica etc. O conceito de ressonância, dentro da Teoria Sistêmica no âmbito clínico, compreende sentimentos mobilizados durante a abordagem, ou seja, durante a consulta.

O conceito de ressonância foi inicialmente postulado por Mony Elkaim, (2013?) reconhecido terapeuta familiar sistêmico dentro do movimento construtivista. enfatizou a percepção do sujeito diante dos acontecimentos, questionando o enfoque na objetividade, entendendo o observador como parte do sistema. Daí a importância do conceito de ressonância na Teoria Sistêmica e sua implicância na relação terapeuta-cliente. Ponto esse de suma importância para uma boa prática de anamnese.

Segundo o Instituto Brasileiro de Neurodesenvolvimento (2020), qualquer elemento tem uma taxa vibratória. As frequências 432 e 528 são famosas ressonâncias que, segundo a ciência, tem a capacidade de afetar positivamente nosso corpo físico, a nossa mente e ajudar no controle das emoções e das atividades cerebrais. Tais frequências podem ser ouvidas nos zumbidos das abelhas, no pisar da grama, em flores etc.

No caso das terapias florais de Bach, o potencial da planta está especialmente na flor, considerada a alma da planta, pois nela estão contidas todas as informações que envolvem a planta: solo, sol, água. Assim, pode-se dizer que a flor é a assinatura da planta.

Na composição das essências florais de Bach, a vibração da flor é transferida para a água, que, por ressonância, no momento da ingestão, entra em contato com a vibração emocional da pessoa, buscando o equilíbrio de uma determinada emoção.

As flores atuam por um princípio biofísico, em que sua ação ocorre por ressonância vibratória e magnética, criando uma interação entre a matéria, o corpo físico e as energias que o envolvem o corpo energético, promovendo assim equilíbrio como um todo: físico, espiritual, mental.

Os sentimentos abordados no âmbito da consulta atuam como ferramenta de ressonância que permitem ao terapeuta perceber as ondas de informações trazidas pelo cliente, facilitando assim o melhor acerto na indicação das flores que podem limpar gradativamente as crenças que limitam o pensar, o sentir e o agir da pessoa, buscando avançar seu crescimento em todas as áreas, inclusive buscando servir aos seus propósitos tanto conscientes quanto espirituais.

CAMPO ENERGÉTICO OU CAMPO ÁURICO

Trata-se de um campo eletromagnético que envolve todos os seres vivos. São campos que refletem nosso estado interior revelando os desequilíbrios emocionais e espirituais que, uma vez somatizados, revelam as doenças físicas e os problemas psíquicos. Cientistas da Universidade de Granada dizem já ser comprovado cientificamente a possibilidade de enxergar a aura das pessoas[1], ou seja, o campo de radiação luminosa que circunda uma pessoa, denotando assim o seu nível de energia ou padrão vibratório.

Desde os primórdios da humanidade, os benefícios das plantas são comprovados para os tratamentos do corpo físico, como a fitoterapia e a homeopatia. Já os tratamentos energéticos vão trabalhar os desequilíbrios emocionais. As queixas do tipo cansaço, tristeza, exaustão, insegurança, frustração etc. denotam os níveis de energia ou padrão vibratório da pessoa observados na terapia.

O campo energético e a aura das plantas, em particular, podem ser visualizados pela técnica da bioeletrografia, ou kirliangrafia, técnica descoberta por Semyon Davidovich Kirlian (1939?).

---

[1] Ver em: https://www.diariodasaude.com.br/

AUTOCONHECIMENTO

Define-se como o conhecimento de si mesmo. Foi a grande motivação para o desenvolvimento da medicina energética do Dr. Bach. Conhecer a si mesmo é uma das melhores habilidades para o desenvolvimento e o crescimento da pessoa. Para Bach, a importância do reconhecimento pessoal já é o maior passo para a manutenção de uma boa qualidade de vida. Essa busca do autoconhecimento, ou seja, no reconhecimento de si mesmo quanto a emoções e sentimentos, resultou em anos de sua pesquisa. Motivado por esse interesse foi que buscou uma medicina que fosse capaz de proporcionar aos seus clientes uma situação de equilíbrio emocional que pudesse atender às diversas áreas de sua atuação.

É também de suma importância que o terapeuta ajude seu cliente a promover o autoconhecimento. As técnicas de anamnese são ferramentas de grande importância tanto introdutória, quanto permanente no processo terapêutico, pois ela permite um diagnóstico mais preciso na composição das flores indicadas. Quando se corrige um desequilíbrio emocional forma-se a base para evitar o desencadeamento de doenças físicas.

Desde o útero materno, a pessoa participa mesmo que inconsciente das emoções dos pais, especialmente da mãe. Assim, a criança quando nasce já traz consigo uma carga emocional básica que será essencial para sua vida.

São cinco as emoções básicas nos seres humanos: raiva, medo, tristeza, alegria, afeto. Assim sendo, os indivíduos podem vivê-las com maior ou menor intensidade, podendo estas então variar de pessoa para pessoa. Mas somente quando as pessoas passam a vivê-las constantemente é que se torna necessário tratá-las, ou seja, gerenciá-las. Esse gerenciamento se faz pela habilidade da inteligência emocional - termo usado na psicologia para designar a capacidade humana em lidar com as emoções.

A raiva pode ser benéfica quando usada para a autodefesa. Quando maléfica, ela se torna desestabilizadora. Como tal, pode apresentar os seguintes aspectos: revolta, agressividade, decepção, frustração, indignação, hostilidade, decepção, ciúmes etc.

O medo quando benéfico serve para traçar limites bem como nos autopreservar. Porém, os malefícios do medo provocam timidez, constrangimento, vergonha, ansiedade, desconfiança etc.

A tristeza é oriunda da percepção de perda, e no caso de permanecer por longos períodos, pode desencadear depressão, retração, nostalgia, desespero etc.

A alegria por sua vez, traz uma percepção de conquistas, realizações, vitórias, propiciando à pessoa uma vida com mais prazer. Traz alívio, animação, interesse, euforia, satisfação e um elevado nível de energia, porém o excesso de alegria/euforia pode desencadear comportamentos de ingenuidade, frustração, egoísmo e até de negligência a ameaças.

O afeto está presente nas relações amorosas e fraternas. Trata-se de relações de proximidade que geram solidariedade, comoção, esperança, amor, paixão, curiosidade, porém, o afeto em excesso pode gerar ódio, frustração, decepção, estresse etc.

Enfim, tudo em excesso não faz bem. Até mesmo o afeto e a alegria consideradas as melhores emoções básicas, quando desequilibradas podem causar grandes sofrimentos emocionais.

FENOMENOLOGIA

A fenomenologia, palavra de origem grega, remonta à era pré-socrática no século VI a.C.[2]. Ainda na metade do século XIX, o filósofo, matemático e lógico Edmund Husserl, criador da corrente filosófica denominada fenomenologia, dizia da importância da

---

[2] Veja mais em: https://www.significados.com.br.

reflexão sobre um fenômeno ou sobre aquilo que se mostra buscando o sentido das coisas, tanto de ordem física quanto abstrata.

A fenomenologia, então, seria uma proposta de reflexão sobre os fenômenos da consciência. É o estudo de tudo aquilo que está no nível da consciência. Tornando possível a análise das vivências humanas (corporais, psíquicas e as que transcendem o corpo e o psiquismo).

O uso da fenomenologia para o diagnóstico terapêutico é muito importante para uma boa anamnese. É do diálogo interlocutório que sai uma boa indicação terapêutica. Sabe-se que o mundo afeta o homem na mesma proporção que este é afetado pelo mundo. É um constante desvelamento entre o manifestado e o que ainda não se manifestou[3].

Tudo muda o tempo todo. O indivíduo precisa aprender e aceitar isso. Dr. Bach falava da importância do reconhecimento dessa premissa. É preciso estar sempre vigilante quanto à forma que reagimos diante das mudanças. O erro é o caminho para o acerto. O ser humano está sempre a cometer erros, porém, tendo a capacidade de percebê-los, espera-se não mais incorrer nos mesmos erros. Essa é a ideia. Permanecer no erro sem nos dar conta da necessidade de corrigi-lo nos faz reféns de situações repetitivas que não permitem o crescimento físico, espiritual e mental. Concordo com Heráclito de Éfeso quando disse que não podemos descer duas vezes o mesmo rio, porque novas águas correm sobre nós.

Esses são preceitos fundamentais para todos nós, e devemos internalizá-los o mais cedo possível no curso de nossas vidas. Quanto antes reconhecê-los e botá-los em prática, mais estaremos precavendo desequilíbrios mentais e/ou doenças físicas, protegendo assim nossa saúde como um todo.

---

[3] Veja mais em: https://mundoeducacao.uol.com.br/

SOMATIZAÇÃO

É um termo científico alemão gerado das palavras *orggans prache*, significando "fala dos órgãos". Originalmente criado por Wilhelm Stekel (1868-1940), no início do século XX, tornou-se representativo tanto das manifestações físicas quanto dos conflitos psicológicos inconscientes.

A palavra somatização pode também ser usada na Sociologia, Psicologia, Antropologia. No caso da Psiquiatria, no final do século XX, a definição de somatização passou a ser usada principalmente considerando os sintomas físicos inexplicáveis; quando há apresentação de sintomas físicos, mesmo não havendo uma doença física de fato, tem-se então como causa um sintoma emocional. Por exemplo: o transtorno do pânico é um sintoma orgânico idêntico a um ataque do coração, porém, não é detectado por exames.

Fazendo um recorte na dissertação de mestrado de Dalila de F. A. Martins (2017) sobre essa questão, achei oportuno trazer de forma sintética, porém elucidativa para nossa compreensão, algumas citações que ela destacou sobre pensamento de estudiosos desse assunto, desde épocas mais remotas:

Ao longo do tempo, a somatização foi alvo de várias definições. Apesar da existência de diferenças entre estas, a presença de sintomas que não podem ser (adequadamente) explicados por achados orgânicos, constitui um elemento comum entre elas. Não obstante a importância clínica da somatização e a extensa revisão bibliográfica existente sobre o tema, permanece uma tarefa árdua e complexa (p.13).

Martins cita Hipócrates (460-370 a.C.) como o primeiro pensador da antiguidade que situou a origem das doenças mentais no cérebro, enfatizando a importância clínica dos doentes. Freud (1856-1939), por sua vez, destacou dois fenômenos diferentes caracterizados pela presença de sintomas somáticos. A histeria (psiconeurose), doença de origem psíquica proveniente de certas ideias e pensamentos compatíveis com a sensibilidade de moral da pessoa (energia libidinal) dissociada da ideia e transformada em sintomas somáticos. E a neurastenia e hipocondria (neuroses atuais), definidas como doenças somáticas resultado do acumulo de tensão sexual sem objeto no presente (p. 15).

Para esclarecer melhor as características dessas neuroses mais atuais, a neurastenia se apresenta como sendo um estado de perda geral de interesse e/ou completa inatividade causando fadiga extrema, atingindo tanto as áreas físicas quanto intelectuais. Já a hipocondria, muito comum nos dias de hoje, se mostra como um estado de pensamento compulsivo sobre a própria saúde, levando a pessoa a sentir sintomas, sem serem atribuídos a eles nenhuma doença física.

No início do século XX, Sketel introduziu o termo somatização, definindo-o como conversão de estados emocionais em sintomas físicos. Também nos anos de 1980, Kleinman definiu o termo somatização como expressão de mal-estar pessoal e social num idioma de queixas corporais (p. 17).

García Campayo (2017, p.17), por sua vez, ao proceder a uma revisão dos estudos de Bridges e Glodberg (1985), quanto aos critérios investigativos do fenômeno da somatização, conclui que "a somatização emerge como diagnóstico válido, fiável e estável ao longo do tempo (p. 17)[4].

Dr. Bach, por sua vez, de forma simples e direta "baseava seu diagnóstico na lei da alma, princípio mais alto de causa, e não, como todas as outras escolas de medicina do mundo ocidental, no aspecto limitado da personalidade e na esfera da ação física" (Bach, 1991, p. 16).

Enfim, quando Dr. Bach disse ser a doença resultado de sentimentos reprimidos ao longo do tempo e que estes poderiam emergir como conflitos mentais e posteriormente se transformar em doenças físicas, ele já estava confirmando o entendimento do fenômeno da somatização. Talvez por isso ele dizia serem seus remédios florais, remédios para a alma.

---

[4] Área científica de psiquiatria. Coimbra: FNUC, mar. 2017. Disponível em: https://estudogeral. ucpt/biststream/10316/81956/1/tesedalilamartins.pdf.

Todos esses exemplos são de suma importância para reforçar a convicção de que o processo terapêutico contribui tanto para o reconhecimento dos níveis de comprometimento do estado orgânico do cliente, quanto para desvelar e/ou indicar os estados psíquicos que lhes deram origem e vice-versa.

Enquanto todo o estudo sobre o fenômeno da somatização vai acontecendo no mundo científico, a sua real existência está presente nas queixas das pessoas, pelos consultórios mundo afora, em que sintomas físicos como taquicardia, respiração ofegante, suor frio, boca seca, enjoo, desmaio etc., são sentidos e, na maioria das vezes, investigados por exames físicos laboratoriais, porém, nada sendo comprovado. Nesse sentido, não havendo nenhuma doença física propriamente dita, a causa desses sintomas seria *a priori* emocional e como tal deve ser tratada.

O tratamento terapêutico com as indicações das flores energéticas de Bach, atuam sobre a desarmonia profunda da pessoa, devolvendo a esta seu equilíbrio emocional, o que vai também ajudar na recuperação dos sintomas físicos.

EMOÇÕES E SENTIMENTOS

É de fundamental importância para uma boa anamnese na clínica da terapia energética floral a clareza no entendimento do que seja emoção e sentimento. Aparentemente esses termos nos dão a impressão de tratarem de uma mesma coisa. Porém, na prática terapêutica, fazer a diferenciação dessas situações é de suma importância.

Lendo um artigo de Antônio Damásio, médico neurologista português, sobre emoções e/ou sentimentos no comportamento humano, achei muito interessante para o aprimoramento da minha prática da anamnese.

De forma simples e prática, ele fez uso de uma metáfora que tornou tais conceitos extremamente fáceis de compreensão; as emoções se passam no teatro do corpo, enquanto os sentimentos se passam no teatro da mente.

Achei isso muito elucidativo, pois contribuiu para melhorar a minha observação do cliente. Realmente tudo que o corpo expressa é perfeitamente visível à observação, enquanto que tudo que se sente pode ser completamente escondido ao ponto de jamais ser percebido.

A aparência, os gestos, a fala, a altura da voz, o olhar, enfim, o comportamento físico como um todo são manifestações fáceis de serem observadas. Enquanto que o que se passa no íntimo de uma pessoa pode estar escondido por uma total incapacidade e/ou intenção desta de não demonstrar seus sentimentos, bem como pode ocultá-los, mesmo de forma inconsciente, atrás de um sorriso, por exemplo, demonstrando ser tudo mais fácil e resolvível, dando a nítida impressão de que tudo está sob o seu controle.

Fazer a leitura do corpo é de tal importância quanto fazer a leitura da alma, porém ler o corpo e identificar situações óbvias como a tristeza, a euforia, a apatia, a impaciência, a inquietude etc., torna-se um processo mais transparente. Enquanto que numa situação mais complexa dos sentimentos há de se ter um cuidado maior.

O cliente pode perfeitamente esconder sua real situação, mas quando este demonstra uma completa e incompatível capacidade de encarar e/ou mesmo recusar a enxergar o tipo e a profundidade da situação que ele relata, há de se ter aí uma grande possibilidade de alerta. Por exemplo, numa situação que normalmente dá margem a uma grande irritação, medo, susto, decepção etc., a pessoa demonstra calma, ponderação, tolerância mesmo estando a ponto de explodir. Ou ainda estar sentindo vontade de acabar com sua vida e fazer-se passar por uma pessoa feliz e resolvida diante dos outros.

Os sentimentos não aparentes são os mais complexos, preocupantes e surpreendentes. Não apenas num contexto de consultório, mas em todos os outros contextos em que a pessoa vive no seu dia a dia, independentemente de faixa etária, situação pessoal, grupo ao qual pertence etc.

Sentimentos escondidos são sempre muito perigosos. Já houve inúmeros casos, até mesmo de suicídio, nos quais a pessoa era considerada por todos como alguém muito equilibrada e resolvida, porém, pelo visto, vivia numa situação de verdadeiro conflito íntimo.

Por isso a terapia é imprescindível. O terapeuta não pode dar por resolvidas somente as situações aparentemente observadas. Muitas vezes elas funcionam apenas como pano de fundo para a percepção de uma situação de mais complexidade, sendo necessários até mesmo o acompanhamento e o conhecimento da família.

No fundo, podemos todos ser terapeutas diante daqueles que amamos. Digo isso como um alerta aos pais, professores, educadores em geral. Observar o comportamento das crianças e em especial dos adolescentes (fase de grandes mudanças e transformações) é essencial para prevenir e manter o equilíbrio emocional destes, evitando assim possíveis sintomas ou mesmo doenças físicas.

Qualquer sintoma físico que se mantém por um período maior, mesmo sem comprovação laboratorial, pode ser um grande sinal de que algo não vai bem no campo das emoções e dos sentimentos e requer muita atenção . As emoções e os sentimentos se aprofundam a cada fase da vida à medida que estas se tornam mais exigentes e rigorosas. Daí a necessidade de uma observação contínua e de cuidados especiais.

Enfim, todos esses temas e outros tantos mais são relevantes para o preparo e o aprimoramento dos conhecimentos que os terapeutas em geral, podem e devem fazer uso, exatamente por serem eles os possibilitadores de uma vida emocional mais equilibrada para seus clientes.

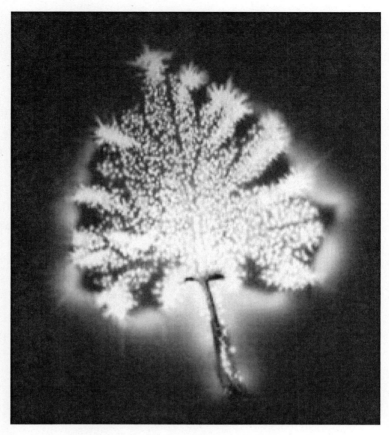

Parte II

PRINCÍPIOS FILOSÓFICOS E DIDÁTICOS DA MEDICINA ENERGÉTICA DE BACH

A maior descoberta de qualquer geração é a de que os seres humanos podem alterar suas vidas alterando suas atitudes mentais.

(Albert Schweitz)

A intuição é uma capacidade inerente ao ser humano, muito embora poucos saibam reconhecê-la ou mesmo utilizá-la. Para quem ainda não conhece a história do Dr. Bach, saiba que ele foi, desde a mais tenra idade, agraciado com grande capacidade de observação, persistência e principalmente intuição.

Conhecendo a trajetória de Bach, percebe-se que seus caminhos têm histórias interessantes e curiosas. Até o ponto de chegar à sua medicina natural, ele procurou conhecer a profundidade da alma humana, tendo como premissa a busca de uma medicina que cuidasse do ser humano como um todo.

Muitos autores apaixonados pela filosofia de Bach dizem que a formulação de sua medicina natural ocorreu depois de anos de experiência na medicina ortodoxa, e até mesmo na homeopatia. Sua busca por uma medicina natural foi concretizada com o estudo e experimentos (em si mesmo) da energia das flores como tratamentos naturais para o redimensionamento do comportamento humano, pelo nível do equilíbrio emocional da pessoa. O estado energético ou vibracional de uma flor exige uma Alta Percepção Sensorial (APS). Bach, como precursor desse sistema de cura, possuía essa capacidade de perceber as essências vibracionais contida nas flores. Ele desenvolveu seu sistema floral atribuindo cada vibração da flor à sua própria necessidade — emocional, sentimental, espiritual.

Dr. Bach acredita que a cura plena dos males se dá apenas mediante a libertação de tudo aquilo que possa afetar a alma humana; somente a superação dos conflitos da alma, pode prevenir ou mesmo curar as doenças em seus variados estágios.

O ser humano pode sofrer pela herança genética que marca sua personalidade, pelos desequilíbrios emocionais que podem se tornar crônicos e gerar doenças físicas, ou ainda sofrer pelas questões do cotidiano, tornando-o infeliz e incapaz de resolver seus conflitos, mesmo quando estes são pequenos e/ou aparentemente insignificantes. Tudo isso pode perfeitamente ser remoldado numa terapia consciente, comprometida e responsável.

Entre tantas histórias de sua vida, uma diz que certa vez quando Dr. Bach participava de uma festa, e sem muito o que fazer, começou a observar as pessoas e a imaginar o quanto seria interessante a existência de medicamentos que aliviassem os sofrimentos mais comuns por grupos de indivíduos com características semelhantes e que pudessem ser aplicados a todos. Pelos idos de 1928, Dr. Bach encontrou suas primeiras flores.

A partir daí ele passou a buscar na própria natureza os medicamentos que pudessem fazer jus às suas expectativas. Buscou um sistema natural de cura extraído das virtudes medicinais das flores que pudesse contribuir para o restabelecimento da saúde e que aliviasse o sofrimento das pessoas.

Essa foi sua motivação até o final de sua vida. Com esse firme propósito passou a dedicar-se inteiramente à sua pesquisa.

Seu legado compõe-se de 38 flores com capacidade de atender a diversas formas de emoções e sentimentos, indo dos mais enraizados aos mais passageiros de forma eficaz. Além do caráter energético, sua medicina tem também um caráter pedagógico que facilita a compreensão de qualquer pessoa. Porém, em relação ao terapeuta floral, ela é exigente quanto ao conhecimento profundo das flores, bem como à identificação das queixas apresentadas pelos clientes.

Futuramente, convencido de seu trabalho com as flores no que diz respeito à identificação dos efeitos terapêuticos destas no perfil de cada pessoa analisada, ele também percebeu que no desenrolar do tratamento, o autoconhecimento ia se delineando para a pessoa, o que favorecia sobremaneira o resultado do tratamento em relação à evolução, à transformação do comportamento e mesmo à cura dos males físicos porventura já instalados.

Bach passou a afirmar com todas as letras em suas palestras o quanto o fator emoção/sentimento pesa no desenvolvimento e/ou aparecimento das doenças propriamente ditas.

Por fim, consciente e convencido dos efeitos curativos de suas flores, Dr. Bach informou ao Conselho de Medicina da Inglaterra sua decisão de abandonar a medicina ortodoxa.

O LEGADO DE BACH

O amor ao próximo será como a luz matinal ao aparecer o sol numa manhã sem nuvens; com esse resplendor, depois da chuva, a erva brota na terra.

(2 Samuel 23:4)

A história de vida do Dr. Bach sempre me encantou, e cada vez mais traz grandes revelações. Com um forte desejo de compreender a alma humana em busca de uma qualidade de vida que nos faça mais saudáveis, felizes, agradecidos e compreensivos, é que descrevo neste livro caminhos que possam servir também àqueles que comigo compartilham os ideais de uma vida de mais amor, confiança e serenidade.

Dotado de um forte sentimento humanitário e espiritual, Dr. Bach, um médico acima dos padrões normais, com diversas especialidades (bacteriologista, imunologista, homeopata, naturalista etc.), buscou na natureza formas especiais no combate aos desequilíbrios emocionais e sentimentais propriamente ditos. Ele encontrou nas flores um caminho para a cura. No final da década de 1930 escreveu seu primeiro livro, *Cura-te a Ti Mesmo*, em que descreve os princípios básicos de sua filosofia, salientando terem as doenças físicas como causas maiores os desequilíbrios emocionais e sentimentais. Para ele, mais importante do que investigar os sintomas das doenças na pessoa seria investigar a pessoa como um todo, dotada de corpo e alma.

TERAPIA ENERGÉTICA DE BACH

Sua jornada foi longa e aos poucos ele nos deixou seu grande legado: 12 flores "curadoras", sete flores "auxiliares" e 19 flores "complementares", devotando a estas sua medicina natural até o final de sua vida.

As 12 flores chamadas "curadoras" serviam a 12 tipos predominantes de personalidade. Por exemplo, pessoas do tipo exigentes que buscam sempre ver o bem e o belo em tudo, convencidas de terem sempre razão, podem se tornar intolerantes, críticas e arrogantes com os outros. Porém, com o uso da flor Beech, podem se tornar mais tolerantes, passando a focar no que é bom nos outros, aceitando as imperfeições, o que facilita a reconexão da pessoa com sua verdadeira personalidade. Essa correção afasta possíveis doenças físicas futuras, como a estimulação e a liberação de hormônios relacionados ao estresse, como o cortisol, podendo causar subida da pressão arterial e outros males físicos.

Posteriormente, ele apresenta sete novas flores, as quais denominou "flores auxiliares". Teriam estas o propósito de auxiliar as flores curadoras. A clínica do Dr. Bach permitiu a observação de certos desequilíbrios nas pessoas que aparentemente se mostravam passageiros; porém, iam se tornando tão costumeiros a ponto de se incorporarem à própria personalidade do indivíduo. Há de se ter muito cuidado na observação desses desequilíbrios. Como é o caso de pessoas que passam a apresentar comportamentos de desânimo contínuo sem uma causa definida. É interessante perguntar ao cliente a frequência da ocorrência destes bem como a partir de quando eles se apresentam. São quadros que podem se tornar crônicos, levando à depressão.

Quanto às 19 flores denominadas "complementares", estas serviriam ao atendimento das situações mais pontuais do cotidiano da vida. Porém, por mais inesperadas e pontuais que sejam, também podem, pela forma e intensidade, desencadear doenças físicas, como situações do tipo susto, pânico, grandes surpresas, tanto boas quanto más, decepções, sentimento de incapacidade, de perda do eixo etc.

O grande postulado de Bach é que tudo que nos distancia de nossa fonte criadora, como medos, intolerâncias, invejas, inseguranças, soberba e outros mais, nos levam ao distanciamento de nossas verdadeiras missões, causando desequilíbrios emocionais e mentais capazes de se somatizar em doenças físicas.

O fenômeno da transferência dos desequilíbrios mentais para o corpo físico pode ser uma resposta para a maioria dos sintomas/doenças que aparecem no corpo e que não podem ser explicados por via única de investigação física.

Por fim, buscar saúde e qualidade de vida perpassa os tratamentos e/ou cuidados unicamente físicos, devendo ser incorporados a estes os tratamentos da alma para assim se obterem resultados mais duradouros, quiçá a própria cura. Assim, a terapia energética das flores não muda a vida das pessoas, mas ela muda sua perspectiva, sua ótica e seu comportamento em relação à forma de ver e encarar a vida. Esse é o seu maior poder de cura.

TRANSFORMAÇÃO E CURA — FINALIDADE DA TERAPIA ENERGÉTICA COM AS FLORES

Para encontrar a flor que nos ajudará, precisamos achar o objetivo de nossa vida, aquele que lutamos para alcançar, para então podermos compreender as dificuldades que iremos encontrar em nosso caminho e que chamamos comumente de falhas ou fracassos. Não devemos esquecer que tais falhas ou fracassos são a prova viva de que estamos realizando grandes coisas.

(Bach – 1932)

Quando Dr. Bach fala das dificuldades que iremos encontrar na busca pela cura e/ou transcendência, ele está se referindo ao processo de fazer emergir as falhas ou os fracassos que eventualmente ocorrem no cotidiano das pessoas. Reconhecer, admitir e aceitar as falhas ou os fracassos cometidos é o caminho para as transformações genuínas e irreversíveis da consciência humana; o caminho da cura propriamente dita.

O processo terapêutico se dá num desenrolar das lembranças de tudo aquilo que foi bom, ruim, do que pode, do que não pode, enfim, de tudo que possa contribuir para o processo de cura. Muitas vezes, aquilo que o cliente traz como manifesto em sua consciência trata-se de uma noção vaga, distante de sua real condição. Porém, por mais vaga que seja essa noção, ela se torna para o terapeuta o fio condutor do processo terapêutico que se inicia.

A rotina de consultório pode ser aprimorada com técnicas que facilitam a sintonia entre o terapeuta e seu cliente. O tratamento e as indicação dos remédios florais dependem desse processo de diagnóstico que define a relação cliente-terapeuta. Esse processo é basicamente definido pela cooperação. É uma troca que se desenvolve em busca de um objetivo único, a transcendência de um estado negativo para um estado positivo, de forma cooperativa, em busca do entendimento dos objetivos que se propõem a alcançar.

Com certeza, Dr. Bach bem sabia da importância do conhecimento que embasava todo o diagnóstico para se alcançar o objetivo final de sua terapia: a cura.

A METODOLOGIA DE BACH — OS SETE GRUPOS

As 38 flores que compõem a medicina de Bach foram distribuídas em grupos, conforme as situações por ele experimentadas ao longo de suas experiências pessoais. Sendo eles:

1. Grupo do Medo: estado de alerta, sofrimento

Compõe-se de cinco flores que atendem às mais variadas formas de estados afetivos em que a consciência pode suscitar um estado de perigo e como este pode suscitar a consciência. O estado afetivo de cada pessoa varia conforme sua capacidade e tendência em experimentar com mais e/ou menos intensidade sentimentos, emoções, paixões que, quando fortes e frequentes, podem somatizar em sintomas físicos e até mesmo se converterem em doenças propriamente ditas.

As flores do grupo do medo como Mimulus, Rock Rose, Cherry Plum, Aspen e Red Chestnut respondem muito bem às somatizações físicas causadas pelos estados do medo. Por exemplo, dor ou aperto no peito, náuseas, tonturas, palpitações, falta de ar, sudorese, sensação de morte iminente, medo da perda do controle ou mesmo de enlouquecer, ideação de suicídio etc.

2. Grupo da Indecisão – estado de hesitação

Compõe-se de seis flores que atendem às mais variadas formas de comportamento e/ou procedimento da pessoa diante de estímulos sociais e sentimentais que se mostram geralmente de forma hesitante como: pessimismo, egocentrismo, fobia social, falta de confiança em si mesma, sem esperança, sem força, sem norte etc. São sentimentos que podem causar muita fragilidade, podendo somatizar no corpo físico como baixa imunidade — um campo fértil para doenças diversas. Exemplos: vertigens, boca seca, dificuldade respiratória etc.

As flores desse grupo das indecisões, inseguranças, incapacidades etc., como Cerato, Scleranthus, Gentian, Gorce, Hornbeam, Wil Oat, respondem bem à terapia para pessoas com comportamentos hesitantes.

3. Grupo da falta de interesse pelas circunstâncias atuais

Compõe-se de sete flores que atendem a um estado em que a pessoa demonstra falta de curiosidade, gosto, indiferença e imparcialidade diante do contexto em que esteja vivendo no momento atual. As flores desse grupo são: Clematis, Honeysuckle, Wild Rose, Olive, White Chestnut, Chestnut Bud, Mustard.

A ausência, nesse caso, refere-se também a traços de comportamento no sentido de estar absorto, desinteressado. É o conhecido presente ausente das situações em geral. É um sentimento de desrealização, com sintomas de estranheza, anestesia, irrealidade, estresse, ansiedade etc. Tais sentimentos podem desencadear tristeza, desânimo, pessimismo, baixa estima, sonolência e outros mais. Somatizados no corpo físico podem causar sintomas como gastrite, possibilidade de infarto, dores crônicas, enxaqueca etc.

4. Grupo da solidão

Compõe-se de três flores que delineiam três tipos específicos de um estado de quem está só. O estar só, nesse grupo, define muito bem aquele que prefere estar só, aquele que se sente só mesmo rodeado por pessoas, e aquele que tem a tendência de permanecer mais só em função da impaciência gerada pelo seu ritmo em relação aos outros.

As flores desse grupo são: Water Violet, Impatiens e Heater. Normalmente os sintomas físicos da situação de solidão são: dificuldade para dormir, pegar no sono e ainda manter o sono, dores musculares e articulares, depressão, estresse, ansiedade. Somatizados no corpo físico apresentam sintomas como predisposição para pressão alta, diabetes, câncer etc.

5. Grupo dos sensíveis às influências de opiniões – transtorno de personalidade – histriônica

Compõe-se de quatro flores que atendem os que sofrem de sensibilidade excessiva às influências de alguém ou alguma coisa que lhe suscite modificações. Para os casos de pessoas que sofrem de influência excessiva do meio, seu perfil de personalidade fica bastante oscilante.

As flores desse grupo são: Agrimony, Centaury, Walnut e Holly. A pessoa influenciável normalmente demonstra não ter vontade própria ou mesmo apresenta um certo nível de obediência às regras estabelecidas pelos outros e pela sociedade em geral. Apresentam também tendência a gastar mais do que tem. São submissas, inseguras, discretas, trazem sentimento de culpa, baixa estima, tristeza, mal humor etc., podendo somatizar no corpo físico distúrbios do sono, cansaço constante, falta de concentração, quadro de depressão, autoestima inapropriada, dificuldade em traçar limites, comportamento abusivo, comportamento dramático e busca por uma satisfação imediata de prazer.

6. Grupo do desespero

Compõe-se de oito flores que atendem a um estado profundo da consciência em que a pessoa desanimada pode sentir-se incapaz de qualquer ação e/ou julga estar numa situação sem saída, de total desesperança, tirando-a do seu eixo, dificultando ou mesmo afastando-a de atividades, responsabilidades, deveres e prazeres cotidianos. As flores desse grupo são: Larch, Pine, Elm, Sweet Chestnut, Star of Bethehem, Willow, Oak e Crab Apple.

A desesperança é um sentimento que desencadeia a ideia de incapacidade e/ou pessimismo diante do que está por vir. Tal sentimento pode gerar uma sobrecarga emocional que afeta tanto as questões interpessoais quanto as vitais, podendo somatizar no corpo físico causando doenças como falta de energia, irritabilidade, tristeza, insônia, alteração do peso, agitação e/ou apatia etc.

7. Grupo da excessiva preocupação com o bem-estar dos outros

Compõe-se de cinco flores que tratam de personalidades diversas em suas relações interpessoais. As flores desse grupo são: Chicory, Vervain, Vine, Beech e Rock Water.

A preocupação excessiva com o bem-estar do outro, ou mesmo com o comportamento do outro, muitas vezes acaba por criar desconfortos, em que a pessoa, muito preocupada com a vida do outro, não vive sua própria vida nem mesmo deixa o outro viver. Muitas vezes, essa preocupação excessiva com o outro também pode ser mal interpretada, colocando a pessoa como impertinente, chata, inconveniente, dura, meticulosa, severa, perfeccionista etc. O comportamento de cuidados excessivos com o outro pode somatizar no corpo físico trazendo uma série de doenças tais como: depressão, transtorno de ansiedade, compulsão alimentar, estresse, fadiga etc.

O PERFIL ENERGÉTICO CURADOR DAS FLORES: TIPO E SITUAÇÃO

Há [...] grupos definidos de pessoas, cada grupo desempenhando sua própria função, ou seja, manifestando no mundo material uma determinada lição que aprendeu. Cada indivíduo desses grupos tem uma personalidade própria, uma tarefa definida para realizar e uma maneira de executar essa tarefa.

(Advanced Seminar The Bach Centre)

Dr. Bach não deixou especificadas quais seriam as flores indicativas dos tipos de personalidade ou mesmo situações que cada flor representava, porém, enfatizou que as flores mais relacionadas ao caráter da pessoa são aquelas que mais correspondem a uma certa natureza fundamental de alma, ou seja, apresentam um núcleo comum de traços mais fixos e observáveis; quando a pessoa mantém um certo padrão de reações que se torna mais comum ao enfrentar problemas.

Essas flores trazem em sua essência a capacidade de revelar quem somos. Revelando o caráter, as características mais pessoais e mais observáveis como permanência de traços, descrição de emoções profundas, autodesenvolvimento etc. Enfim, traços que têm por finalidade identificar perfis que possam ajudar as pessoas a terem noção de si mesmas, fazendo-as compreender como são: reconhecendo seus limites, identificando seus gostos, suas vontades, seus sonhos etc.

Essas flores são comumente chamadas de "flores tipo", elas permitem o autoconhecimento. Servem para identificar, modificar ou mesmo suavizar a intensidade dos propósitos que tem cada pessoa. Com elas, a pessoa passa a ter noção de até onde deve ou não se comprometer, ir, participar, se envolver etc. Uma vez conhecida sua flor, é bom tê-la sempre à mão quando as coisas começarem a não funcionar bem. Como já dizia minha mãe: quem se conhece não entra em roubada.

O autoconhecimento é um processo que depende muito da pessoa. Encarar e/ou identificar suas falhas ou erros, perceber as necessidades de mudanças etc., realmente essa não é uma tarefa fácil. Na verdade, passamos muito mais tempo da vida voltados à observação do outro no intuito de conhecê-lo melhor, de entendê-lo melhor, e pouco sabemos de nós mesmos. Esse é um grande viés dos desequilíbrios.

Ao longo da descoberta de suas flores, Dr. Bach foi compartilhando os promissores resultados de seus remédios, usando-os em si mesmo, publicando ensaios, fazendo conferências sobre sua nova medicina, usando e prescrevendo os florais às pessoas.

Como disse anteriormente, não existe uma lista definida de florais que representam especificamente os tipos definidos de personalidades, mesmo porque, muitas vezes, as pessoas podem, por influência de outras, esquecer realmente o seu propósito de vida, mascarando assim o seu verdadeiro eu, o que necessariamente pode gerar muito sofrimento e até mesmo desencadear doenças físicas ao longo do tempo.

Essa é uma observação pertinente e importante na prática de consultório. Há que se ter muito cuidado para o estabelecimento da flor tipo. Geralmente, os traços que mais definem a personalidade são aqueles vistos no modo mais permanente de agir das pessoas, quando estas saem de sua zona de conforto.

Enfim, não devemos nos preocupar tanto em estar listando se a flor é tipo ou não. O que importa é saber que as flores tipo denotam a possibilidade de existência de traços de comportamentos com tendências a serem mais repetitivos e permanentes, mesmo diante de situações indesejadas.

Assim, o ideal para o terapeuta é tratar o que se observa, fazendo um panorama do estado emocional da pessoa. A partir daí, a flor que for indicada se incumbe de revelar o tipo de personalidade que vai se apresentando mais permanente e aparente, mesmo quando esse processo demora mais para se revelar durante a terapia.

Algumas outras flores têm características próprias de atender aos eventos mais relacionados ao nosso cotidiano. Elas são conhecidas como "flores de situação". As flores que mais correspondem às situações são aquelas que servem aos estados emocionais mais pontuais/passageiros, ou seja, elas atendem às questões do dia a dia que envolvem eventos mais externos. Por exemplo, situações como um mau pressentimento, um desânimo por alguma situação momentânea, uma emoção passageira, uma emergência inesperada, uma surpresa tanto alegre como triste, uma viagem, uma cirurgia, uma entrevista, uma prova etc.

São várias as flores que atendem maravilhosamente a esses momentos, como exemplo cito a flor Gentian, que alivia muito aqueles estados de decepções e descrenças momentâneas, motivadas por eventuais dificuldades que, se sabe, logo serão ultrapassadas.

É bom lembrar que conhecer bem o perfil de cada flor é tão importante quanto a investigação (anamnese) da situação apresentada pelo cliente, considerando sempre o tempo em que o fato vem acontecendo e/ou se repetindo.

FLORAIS: OS CUIDADOS NA COMPOSIÇÃO DE FLORES

Numa composição floral é importante saber que certas flores se apresentam com semelhanças sutis, outras servem para complementação e outras se apresentam como flores opostas. Veja em seguida exemplo de flores semelhantes.

Existe uma semelhança sutil entre o floral Olive e o floral Hornbeam. Ambos são para uma situação de cansaço. Porém, o floral Olive serve às situações de extremo cansaço, ou seja, ausência de energia vital que envolve o emocional, o mental e o físico da pessoa. Seria então indicado para pessoas como profissionais da saúde com atendimentos emergenciais, cuidadores de idosos, exaustão por trabalhos excessivos etc. Enquanto que o floral Hornbeam é mais utilizado em situação de desânimo e/ou indisposição momentânea com os afazeres cotidianos, como no caso de pensar no que faria para o almoço de hoje, levar as crianças na escola, acompanhá-las nas tarefas corriqueiras e obrigatórias do dia a dia. Indisposição essa, que poderia ser facilmente recuperada com uma boa noite de sono. Essa é uma questão que envolve profundo conhecimento das reais situações que cada flor se dispõe a atender, considerando o questionamento da anamnese.

Quanto às flores ditas complementares, estas atendem àquelas prolongadas repetição de situações a ponto de se misturarem à própria personalidade da pessoa. Exemplo: para uma pessoa do tipo entusiasta, tensa e nervosa, de ideias fixas e de grande convencimento, poderia ser-lhe indicado a flor Vervain. Se seu estado fosse agravado a um ponto de total impaciência com o outro, seria interessante adicionar a flor Impatiens.

Muitas vezes os maus hábitos de vida são tão enraizados na personalidade que as pessoas passam a ser reconhecidas por eles: a desesperança pode ser dada como pessimismo, a obstinação como teimosia, o esgotamento por falta de reservas como falta de bom senso, a falta de propósito na vida como ser sem rumo/foco etc. Todos esses maus hábitos acabam por refletir na alma, podendo desencadear sérios desconfortos físicos ou mesmo doenças propriamente ditas.

Como todas as flores de Bach trazem o princípio básico do apoio ao desenvolvimento do autoconhecimento, no caso das flores complementares, elas chamam a pessoa para o entendimento de que ela própria está contribuindo para somatizações em seu organismo, ela está colocando em risco sua própria vida em função dos maus hábitos praticados. É claro que não basta o desejo do terapeuta na cura, há de se considerar mais do que nunca o desejo do cliente em se avaliar e aceitar que precisa abandonar os maus hábitos adquiridos ao longo de sua vida, ou mesmo que estes estão desvirtuando sua própria essência, escondendo sua verdadeira personalidade, fazendo-o perder a motivação espiritual de sua existência.

Ainda existe a necessidade de se falar das "flores opostas". Elas representam as emoções e os sentimentos opostos. Isso parece meio incoerente, mas é possível. Uma pessoa pode apresentar comportamentos e sentimentos opostos, ou seja, ter ela um comportamento Beech, em determinadas situações, apresentando ser crítica e intolerante com as pessoas no trabalho, por exemplo, e ser intimamente um Mimulus, com sentimento de medo, insegurança, timidez, com relação à sua família.

Tratando-se das emoções e sentimentos, os diversos estados de alma variam conforme a situação vivida, tanto pontual quanto permanente. As flores, com suas características diversas (tipo, complementar, opostas), não irão se anular mutuamente, pelo contrário, vão se ajudar mutuamente. Isso, lógico, vai depender da real necessidade dessa ou daquela flor, na busca da assertividade na composição do floral a ser indicado.

Quanto mais desenvolvida sua medicina natural, mais Dr. Bach se deparava com novas situações de desequilíbrios emocionais ligados às condições pontuais do cotidiano, buscando sempre a inclusão destas em sua pesquisa.

Todos os florais ajudam a amenizar os sofrimentos do dia a dia, que muitas vezes não sabemos como resolvê-los. Aceitar que problemas são inerentes ao nosso dia a dia é uma coisa, porém, nada fazer para evitá-los é outra. Tudo que só soma e não divide acaba por pesar um dia.

A terapia com energia das flores nos ajuda a compreender como somos realmente e traz alívio para os diversos tipos de tensões que vivemos em nosso dia a dia, como medos, irritações, preocupações, frustrações que acabam por nos tirar do eixo e, se se prolongarem, acabam por somatizar doenças em nosso organismo físico.

Penso que lá pelos tempos do Dr. Bach, ele jamais poderia pensar na progressão, no volume e na intensidade dos desafios que os seres humanos das próximas gerações teriam que enfrentar. É aí que está a grande genialidade de seu programa de saúde. Seu legado nunca esteve tão útil como nos dias atuais.

Claro que no seu tempo as demandas e os conflitos existiam, assim como hoje, mas para cada época suas questões. Nesses oitenta e poucos anos a ciência e a tecnologia trouxeram mudanças inimagináveis e com elas desafios e situações próprias dessa nova realidade. Tudo mudou. O mundo mudou, porém, o ser humano mantém seu eixo norteador de necessidades, desejos e anseios como outrora.

Talvez por isso o trabalho de Bach esteja mais do nunca em total evidência. A ciência muda, a tecnologia muda, mas a alma humana continua desejosa de respeito, amor, confiança, esperança, sonhos etc.

As questões que enfrentamos em nosso tempo: aceitar as diferenças, manter o respeito, conservar o amor como princípio básico da vida, combater a violência, confiar no outro, cuidar da família, cuidar do planeta, enfim, buscar no Altíssimo cuidando da alma etc., e tantos outros mais que bem sabemos nos fazem lembrar que podemos sempre contar com os florais de Bach no combate a esses desafios do nosso dia a dia, em busca do equilíbrio que é tão fundamental para nossa melhor qualidade de vida.

É preciso atentar para tudo aquilo que nos trava, tanto no dia a dia, quanto naquilo que maquia nossa essência, para podermos buscar nos florais formas seguras de fortalecimento, superação e transformação.

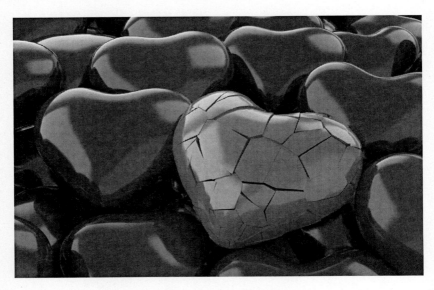

PARTE III

QUANDO AS DOENÇAS DA ALMA AFETAM O CORPO FÍSICO

Emoções e sentimentos têm efeito direto sobre o sistema imunitário – ou seja emoções negativas nos tornam mais propensos a doenças e sintomas.

(Autor desconhecido)

AS EMOÇÕES EM NOSSOS ÓRGÃOS

É comum o terapeuta, no decorrer de sua prática de consultório, identificar em seu cliente um leque de informações explicitadas pelo seu próprio comportamento, denotando, muitas vezes, uma relação intrínseca entre seus sintomas emocionais com suas queixas físicas, o que poderá facilitar o autoconhecimento, favorecendo um resultado positivo do tratamento terapêutico.

Dificilmente um cliente chega sem saber dizer como se sente. Tratando-se de doenças e/ou incômodos físicos o ser humano é, por excelência, um observador de si mesmo. Normalmente, quando a pessoa sofre por antecipação ou ainda se sente diariamente ameaçada, e esses sintomas emocionais se tornam presentes por um longo tempo, ela percebe que algo não vai bem e que seus sintomas podem desencadear doenças, nesse momento ela busca ajuda.

Na clínica da terapia floral, muitas vezes o cliente já chega listando uma série de sintomas físicos e ainda chega perguntando se teria remédio para insônia, batimentos cardíacos acelerados, entre outros. Nesse momento, digo que não existe remédio floral para tais sintomas, porém, quando peço que me explique em que circunstâncias tais sintomas ocorreram, aí sim poderemos indicar florais que possam contribuir para o alívio destes. O terapeuta floral não trata a doença em si, mas sim os desequilíbrios emocionais que propiciam o desenvolvimento das doenças físicas. Achando a causa e a tratando, pode-se chegar à ausência dos sintomas físicos propriamente ditos.

À medida que a pessoa vê com clareza o que geralmente motivou seus sintomas, ela passa a perceber melhor os gatilhos e/ou estímulos geradores, sejam eles quais forem, ela se conhece mais e, quanto mais se conhece, mais condição ela tem de driblar muitos desses sintomas.

Mediante a observação da forma como reage aos estímulos diante de certas situações que comumente se repetem em sua vida, a pessoa passa a ter uma qualidade de vida melhor, sendo mais saudável e feliz. O autoconhecimento é uma fonte de crescimento espiritual, que vem contribuir consideravelmente para a supressão de possíveis sintomas e/ou doenças físicas em geral. O principal papel da terapia floral está necessariamente em dar oportunidade a pessoa de conduzir melhor, suas dificuldades cotidianas.

Na terapia floral, muitas vezes os sintomas físicos, quando muito reincidentes, podem ser indicativos de distúrbios emocionais, os quais podem estar desencadeando estes sintomas físicos, muito embora na grande maioria dos casos, as premissas dos sintomas emocionais sejam a mola propulsora dos sintomas físicos. Por exemplo, uma queixa de esquecimento pode estar sendo provocada por uma depressão subliminar, bem como esta pode gerar o esquecimento.

Os desequilíbrios emocionais mexem com todos os sistemas que compõem o corpo humano, porém, na maioria das vezes só se tornam perceptíveis quando se apresentam como doenças físicas. Daí a importância da terapia floral na observação dos estímulos e sintomas emocionais como prevenção e combate das doenças físicas.

Dentre os sistemas que compõem o corpo humano, o Sistema Nervoso Sensorial (pele, língua, nariz, ouvidos, olhos) é o sistema que mais capta estímulos que mechem com as emoções. Tais estímulos são transmitidos ao famoso Sistema Nervoso Central (SNC), aquele que funciona como um centro de comando que nos faz perceber o mundo, dando-nos capacidade de locomoção, raciocínio e memorização. A forma como reagimos aos estímulos nos impulsiona a sermos pessoas emocionalmente fortes, equilibradas, saudáveis ou não.

Enfim, a terapia floral nos ajuda a reagir melhor aos estímulos negativos, e quando aprendemos a driblá-los de forma preventiva, afastamos a possibilidade recorrente de sintomas e até doenças físicas, pois nosso corpo e mente não suportam carregar sentimento ruis, sendo os órgãos como pulmão, coração, estomago, fígado e rins, os mais afetados pelos desequilíbrios emocionais.

Os pulmões:

Existem vários tipos de doenças pulmonares. Algumas podem ser relacionadas aos desequilíbrios emocionais. Lembrando por exemplo asma, bronquite, gripe etc., que podem ser agravadas por quadros de pesar, tristeza, mágoa, timidez, insegurança etc., apresentando sintomas físicos como falta de ar, choro, fadiga, depressão, cansaço etc.

Dependendo do diagnóstico sugiro:

Mustard, Larch, Aspen, Wild Rose, Sweet Chestnut, Impatiens e Olive, Willow, Hornbeam etc.

O coração:

No caso das doenças do coração tipo ritmos cardíacos irregulares, aumento de pressão, inchaço nos tornozelos e tantas outras mais, podem piorar com estados mentais negativos mais comuns como tristeza, preocupação, mágoa, estresse, solidão, ansiedade, desespero, angustia e outras tantas mais. O coração é órgão símbolo das emoções e estando estas em desequilíbrio acabam por gerar alterações críticas em seu funcionamento. Sintomas físicos como palpitações, cansaços, dores no peito são manifestações mais corriqueiras que funcionam como alerta.

Dependendo do diagnóstico, sugiro:

Pine, Mustard, Walnut, Water Violet, Agrimony, Centaury, Sweete Chestnut, Holly, Willow etc.

O estômago

As doenças que afetam o estomago como gastrite nervosa, úlcera, refluxo, síndrome do intestino irritável, estresse, ansiedade etc., podem ter relação direta com emoções do tipo tristeza, euforia, raiva, ansiedade, nervosismo, medos, excesso de preocupação, entre outros. Muitas vezes o organismo reage a essas emoções apresentando alguns sintomas visíveis como constipação, diarreias recorrentes, dores abdominais, distensão abdominal, gazes, azia, regurgitação, náuseas, vômitos, dores de cabeça, barriga dolorida, barriga inchada etc.

Dependendo do diagnóstico sugiro:

Impatiens, Mimulus, Aspen, Cherry Plum, Red Chestnut, Holly, Vervain, Chicory, Rock Water, Olive, Honeysuckle, Elm, Oak etc.

O fígado

O fígado é considerado o segundo maior órgão do corpo humano. É um órgão vital responsável por centenas de funções do nosso organismo. Nele podem ser desenvolvidas doenças como hepatite, cirrose, insuficiência hepática etc.

As emoções e os sentimentos como medo, euforia, frustrações, ira, preocupações excessivas, rancor, procrastinação, estresse, pânico podem comprometer ainda mais tais doenças do fígado.

Sintomas físicos como febre, dor de cabeça, perda de peso, enjoos, vômitos, dor abdominal, pele e olhos amarelados, urina escura, são sinais físicos de que o fígado não vai bem.

Dependendo do diagnóstico sugiro:

Agrimony, Gorce, Sweet Chestnut, Holly, Rescue Remedy, Olive, Mimulus, Rock Rose, Hornbeam, Mimulus, Star of Bethlehem etc.

Os rins

Alguns dizem ser os rins é a morada da alma. As doenças mais comuns dos rins são a obstrução urinária, nefrite, infecções urinárias, cálculo renal, insuficiência renal crônica, hipertensão etc. A emoção mais ligada aos problemas renais é o medo em relação ao futuro. Esse tipo de medo provoca muita insegurança, desassossego, preocupação, estresse crônico.

Os sintomas físicos mais aparentes advindos dessas emoções geralmente são fraqueza muscular, alterações na composição óssea, dor para urinar, micção frequente, urina amarela, vermelha, marrom, náuseas, vômitos, cheiro forte na urina etc.

Dependendo do diagnóstico sugiro:

Roch Rose, Walnut, Aspen, Red Chestnut, Wild Oat, Star of Bethlehem, Willow, Mustrd etc.

Enfim, a terapia com as flores energéticas de Bach torna-se um grande complemento nos tratamentos convencionais. Tratar as emoções dos clientes enquanto fazem seus tratamentos da medicina ortodoxa é uma garantia a mais, sem precedentes, no êxito da cura dos males físicos que afetam nossos principais órgãos.

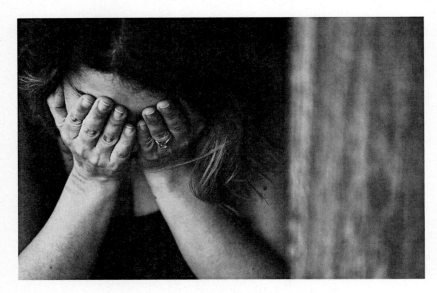

Parte IV

DORES SOMÁTICAS – DORES DA SENSIBILIDADE

*Se eu fosse viver de novo, eu me dedicaria mais
à pesquisa psíquica do que à psicanálise.*

(Sigmund Freud)

Como mencionado anteriormente, é comum na prática de consultório as pessoas começarem suas falas queixando-se de dores e sintomas físicos. Sabemos que muitas dessas queixas correspondem a respostas que nosso corpo dá aos nossos sentimentos e às emoções.

Historicamente falando, já vimos que desde outras civilizações, tanto para a medicina grega, como para a medicina chinesa, por exemplo, as emoções e os sentimentos desenvolveram um papel importantíssimo na saúde dos órgãos. Até mesmo quando fazemos o estudo dos chakra (roda), palavra que vêm do sânscrito, língua da índia antiga que faz referência a campos e/ou correntes de energia que se posicionam ao longo da coluna envolvendo todo o corpo humano, e que quando fechados, causam doenças para o corpo físico. Além disso, os chacras estão posicionados em alguns órgãos mais sensíveis do corpo humano.

Assim, nas 38 flores energéticas do Dr. Bach, encontramos sugestões de medicação para a abertura desses campos energéticos, no combate às doenças dos órgãos em nosso sistema corpóreo.

As dores somáticas mais difusas, conhecidas como dores incidentais, podem ser de duração mais longa. Vão desde o nível da pele aos tecidos mais internos do corpo, como as dores musculares, articulares e ósseas. Já as dores psicossomáticas, conhecidas como dores da sensibilidade, decorrem de conflitos internos, advindos das exigências cotidianas que nos levam a todo momento a uma tomada de decisão quanto a comportamentos, habilidades, identidade, responsabilidades etc. Tais dores podem ser apresentadas no corpo físico como dores de cabeça, dormência, formigamentos, alterações da visão, enxaqueca, alergias, urticárias, taquicardia etc.

A terapia floral ajuda a amenizar as dores da sensibilidade. Não se deve questionar a veracidade delas. São sintomas dolorosos, mesmo que não comprovados via exames. É importante enfatizar a necessidade do tratamento psicológico para amenizar tais sintomas.

Enfim, passo agora a listar algumas queixas e/ou estados negativos da alma mais frequentes em consultórios que podem gerar doenças no corpo físico. Para cada queixa observada deixo algumas sugestões de florais que podem ser mais condizentes a estas, dependendo do diagnóstico.

SELEÇÃO DE QUEIXAS MAIS FREQUENTES NO CONSULTÓRIO – SUGESTÃO DE FLORES

Acidentes em geral: são situações inesperadas que geram grandes aflições. Os distúrbios físicos mais observáveis são: susto, medo, pânico, tremor, enjoos de estomago, desmaios etc. Para tais situações, Dr. Bach deixou uma fórmula floral pronta, de seu próprio punho, chamada fórmula de resgate, que pode ser usada só ou acrescida de outros florais.

Conforme diagnóstico, sugiro: Rescue Remedy.

Alergias nervosas: se apresentam como um grande número de queixas. São muitas vezes causados por um estado emocional de desequilíbrio gerado por uma irritação generalizada da pessoa com o outro e/ou com certas situações pontuais. Esse estado de desequilíbrio emocional que torna a pessoa mais vulnerável, impulsiva, sensível, impaciente, nervosa, carente etc., podendo assim fazer aparecer no corpo físico erupções cutâneas como vermelhidão, coceiras, urticárias, falta de ar, insônias etc., bem como doenças respiratórias com presença de tosse, incidência de infecções de garganta, gripes recorrentes e outros.

Conforme o diagnóstico, sugiro: Beech, Cherry Plum, Impatiens, Holly e Chicory, Centaury.

Angústia: é um estado emocional causado por medos em geral, em que há a sensação de aperto no peito, na garganta, compressão, sufocamento, dor de cabeça, batimentos cardíacos descontrolados etc., dizem ser esta inerente à condição humana. Se retrata como um medo do futuro, da perda, do fracasso, de não se sentir livre para fazer escolhas, pode ser muitas vezes confundida com a ansiedade.

Conforme o diagnóstico, sugiro: Mimulus, Larch, Hornbeam, Elm, Oak, Scleranthus, Centaury, Walnut e Rock Water.

Ansiedade: é um estado de expectativa daquilo que está por vir; antecede o fato. É uma campeã em queixas. Reconhecido como um estado de receio, aflição, apreensão por suspeita, imaginação, pressentimento, pesadelo, notícias ruins etc., de que algo possa acontecer, o que coloca a pessoa em situação extrema de viver em perigo iminente. Acarreta assim estados desagradáveis de taquicardia, sudorese, insônia, falta de apetite, tontura, sensação de desmaio, falta de ar, respiração ofegante, dor no peito.

Conforme diagnóstico, sugiro: Red Chestnut, Aspen, Rock Rose, Star of Bethlehem e Agrimony.

Apatia: é uma das grandes queixas. Refere-se sempre a um estado emocional de indiferença, desinteresse, sem graça com a vida, dificuldade de concentração, de acompanhar conversas, de executar tarefas simples, cansaço etc. Muitas vezes, pela perda do controle sobre as situações, pode gerar um sentimento de incapacidade, que, por sua vez, reflete no físico, causando sintomas como: sono agitado, ruminação e sensibilidade ao frio.

Conforme diagnóstico, sugiro: Wild Rose, Gorce, Wil Oat, Mustard, Chestnut Bud e Hornbeam.

As questões da libido: palavra de origem latina que descreve a energia, desejo ou impulso sexual, que direciona os instintos vitais do ser humano.

São dois os pontos observados mais mencionados no consultório que merecem destaque:

1. Falta de libido: muitas vezes traduzido como uma incapacidade de ter orgasmo (anorgasmia). É comum em mulheres, lembrando que os homens também podem ser acometidos. Em função da diminuição do hormônio feminino (estrogênio) em fase da menopausa. A falta da libido torna-se um problema relativamente comum nessa fase, mas com sérias consequências, tais como baixa estima, insegurança, medo, desgastes emocionais e físicos, ansiedade etc.

   Conforme diagnóstico, sugiro: Larch, Mimulus, Honeysuckle, Mustard, Red Chestnut e Gorce.

2. Excesso de libido: traduz-se como um desejo sexual hiperativo (DSH) — podendo atingir o grau de anomalias do tipo ninfomania (mulheres) e satiríase (homens). Ambos tratam de um transtorno sexual que pode causar prejuízos para a vida das pessoas, tais como sentimento de culpa, arrependimento, preocupação, vergonha, mágoa etc. Os sintomas compulsivos, obsessivos, impulsivos, independentemente da origem, exigem um tratamento similar a qualquer tipo de dependência. A manifestação da hipersexualidade é mais comum nos homens. Está em torno de 5%, porém, por existir uma grande dificuldade em assumir, essa frequência pode ser até maior.

   Conforme diagnóstico, sugiro: White Chestnut, Cherry Plum, Impatiens, Holly, Pine e Willow.

Ausência de clareza mental: caracteriza uma incapacidade de organização. A falta de pensar com clareza leva à desatenção, à desordem nas atividades, à falta de métodos, esquema, estratégia, expediente, prejuízos e a atrasos no desenvolvimento intelectual devido a influências sociais e pragmáticas. Tal situação pode deixar a pessoa vulnerável, somatizando em sofrimentos físicos como confusão mental, hipoglicemia, demência etc.

Conforme diagnóstico, sugiro: Chestnut Bud, Wild Oat, Agrimony, Scleranthus, White Chestnut, Cerato e Walnut.

Cansaço: demonstrado como um estado de sentir-se sem forças, podendo ser por excesso de trabalho, decepções, falta de confiança em si, estado de preocupação, de medos em geral e mesmo por doenças como anemia, diabete, disfunção da tireoide, depressão e outras.

Conforme o diagnóstico, sugiro: Olive, Oak, Elm, Larch, Hornbeam, Red Chestnut, Wild Oat, Wild Rose e Mimulus.

Carência afetiva: traduz-se como falta de afeto, amor e atenção e está muito presente em nossos dias. Os motivos são diversos, porém todos levam à dependência emocional. As queixas mais frequentes são as que se relacionam com a necessidade de atenção, compreensão, apoio, solidão, medo de tudo, falta de objetivos pessoais, sentimento de inferioridade etc. Tais sentimentos podem somatizar em sofrimentos e/ou distúrbios físicos de comportamentos indesejados como o ciúme excessivo, a submissão, entre outros.

Conforme o diagnóstico, sugiro: Honeysuckle, Mimulus, Heather, Larch, Willow e Crab Apple.

Crises de herpes: o vírus do herpes age oportunamente quando se dá uma queda do sistema imunológico da pessoa, agredindo assim a pele e os nervos. São vários os fatores que contribuem para a queda do sistema imunológico, diminuindo as defesas do organismo. O professor da Universidade de São Paulo (USP), Vinicios Pedrazzi, ressalta que essa infecção pode também estar relacionada a fatores emocionais como o estresse, a frustração, a depressão, a ansiedade etc. que são fortes gatilhos para herpes.

Também fatores como álcool, fumo e má alimentação podem impulsionar o aparecimento de herpes. Normalmente as somatizações físicas são de sensação de queimação e fortes dores nos locais.

Conforme o diagnóstico, sugiro: Mimulus, Aspen, Gentian, Olive, Agrimony, Holly, Crab Apple, Rock Water e Sweet Chestnut.

Culpa: é um sentimento repressor e doloroso que geralmente surge com a frustração, a vergonha, e pode desencadear sentimentos de ansiedade, tristeza, raiva, mágoa etc. O estado de culpa pode levar a sudorese, palpitações, depressão.

Conforme diagnóstico, sugiro: Pine, Mustard, Larch, Mimulus, Centaury, Willow e Roch Water.

Depressão: é reconhecidamente uma das queixas mais comuns no consultório. Muito embora os clientes não saibam que estão num quadro depressivo. A maioria dos sintomas emocionais são queixas referentes à tristeza, infelicidade persistente acompanhada de choro ou perda do interesse em geral. Enfim, a depressão não se trata apenas de infelicidade. Ela pode causar alterações fisiológicas como baixa imunidade, aumento de processos inflamatórios, podendo também ser um fator de risco para doenças cardiovasculares. As somatizações mais perceptíveis no corpo físico são alteração no sono, no apetite, no nível de energia, na concentração e o desenvolvimento de uma autoestima baixa etc.

Conforme diagnóstico, sugiro: Mustard, Star of Bethlehem, Walnut, Wild Oat, Olive, Larch, Crab Apple, Gorce, Pine, Sweet Chestnut e Willow.

Desânimo: é um estado de ausência de vontade, coragem, decisão, prejudicando a qualidade de vida da pessoa. Também conceituado como abatimento, falta de ânimo etc., em que a pessoa se queixa de falta de motivação, de combustível, relacionado este também a um estado de espírito em que falta humor, alegria, memória e com presença de insônia, angústia, entre outros.

Conforme diagnóstico, sugiro: Hornbeam, Wild Rose, Centaury, Larch, Elm, Rock Water, White Chestnut e Mimulus.

Desmaios emocionais: acontecem quando perdemos o controle emocional diante de emoções muito intensas. Eles podem ocorrer numa situação de fuga, medo, desespero, excesso de controle e até mesmo quando acontece uma felicidade extrema.

Conforme diagnóstico, sugiro: Rock Rose, Cherry Plum, Holly, Sweet Chestnut, Star of Bethlehem e Oak.

Diarreias emocionais: acontecem quando, numa situação de estresse e/ou ansiedade, a pessoa está vivendo ou não um perigo real e iminente. Por exemplo, situação real: luta e fuga; situação imaginária: inexistência de perigo presente. Normalmente, essas diarreias são como uma descarga de adrenalina que redistribui tanto o fluxo de sangue quanto o de água no organismo.

São muitos os gatilhos que identificam essas situações ansiogênicas causadoras de diarreias emocionais. Eles podem se apresentar como medo, inseguranças, influências, choque, instabilidade nas relações interpessoais etc., podendo desencadear quadros de diarreias emergenciais.

Conforme diagnóstico, sugiro: Rock Rose, Aspen, Red Chestnut, Larch, Walnut, Agrimony, Star of Bethlehem e Mumilus.

Dores em geral: é um fenômeno complexo detectado muitas vezes fora do contexto de lesões e/ou traumas propriamente ditos. Elas também podem servir de alerta na prevenção e recuperação de funções normais do organismo. Por meio da terapia podem ser detectados alguns desequilíbrios emocionais causadores dessas dores, tais como ansiedade, depressão, situações violentas, autocobrança etc., podendo somatizar no corpo físico como herpes, resfriados, estados febris, diarreias, enxaquecas etc.

Conforme diagnóstico, sugiro: Star of Bethlehem, Mimulus, Oak, Rock Water, Mustard e Cherry Plum.

Envelhecimento: tratando-se de um processo contínuo da vida que, muitas vezes, psicologicamente, a pessoa sente dificuldade de encarar, pode desencadear sentimentos profundos de descontentamento e de não aceitação.

No processo de envelhecimento ocorrem mudanças de ordem física, mental e psicológica, porém não necessariamente o envelhecimento é a causa de doenças iminentes. Claro que o fator envelhecimento vai mexer com a autonomia, a liberdade, as restrições financeiras da pessoa, o que por si só já causa sentimento de perda, isolamento pessoal, falta de perspectiva, muita tristeza, ansiedade, saudosismo, insegurança, medo, desespero etc.

Tudo isso acaba por somatizar doenças propriamente ditas e bastante relevantes (demência como Alzheimer, transtornos depressivos em geral etc.), que acabam por modificar o humor, a capacidade de compreensão, a forma de pensar, de agir, de memorizar da pessoa. Mas, tratando-se de questões emocionais, alguns florais podem ajudar nessa fase de vida. Mediante uma terapia adequada às situações específicas de cada pessoa, as flores podem ajudar a promover um estado melhor do nível de aceitação, compreensão, humildade, capaz de fazer a pessoa aproveitar melhor o momento que está vivendo.

Conforme diagnóstico, sugiro: Aspen, Gorce, Hornbeam, Clematis, Honeysuckle, Wild Rose, Olive, Chestnut Bud, Mustard, Centaury, Walnut, Holly, Sweet Chestnut e Willow.

Enxaqueca: reconhecida como uma dor de cabeça periódica acompanhada normalmente por náuseas, vômitos, sensibilidade em geral (luz, som etc.). Sentimentos tais como raiva reprimida, perfeccionismo, impaciência, mágoa, preocupação consigo e com o outro são sintomas que podem ser observados e amenizados com a terapia floral.

Conforme diagnóstico, sugiro: Red Chestnut, Holly, Willow, Rock Water, Pine, Impatiens, Scleranthus e Mimulus.

Esquecimento: conforme o Departamento de Neurologia da UNICAMP (2013), o esquecimento em geral não tem necessariamente relação com doença cerebral. Situações emocionais mais típicas que levam ao esquecimento são o estresse, a ansiedade, a angústia, a fadiga, o medo etc. Tais sintomas podem ser amenizados com a terapia floral.

Conforme diagnóstico, sugiro: Impatiens, Mimulus, Red Chestnut, Star of Bethlehem, Elm, Oak, Vervain, White Chestnut, Wild Rose e Hornbeam.

Estresse: é um campeão de queixas. Expressa-se como sendo uma reação do organismo a situações externas de pressão ou exigências, tais como a falta ou excesso de trabalho, falta de dinheiro, saúde, competição, autoexigência, busca de sucesso, beleza, que por sinal têm se tornado condição premente para alcançar a felicidade e *status* na sociedade atual.

Tais fatores provocam um desconforto generalizado, em que a pessoa perde a habilidade de se manter internamente em equilíbrio. O estresse pode causar contrações musculares provocativas de dores nas costas, no pescoço e na lombar, travando e enrijecendo os músculos em geral.

O estresse é um grande causador de desequilíbrios emocionais, trazendo sofrimentos imensos como tristeza, dificuldade de autoaceitação, alteração de humor, insatisfação com a vida, ganho ou perda de peso etc. A terapia das flores pode ajudar bastante nesse quadro.

Conforme diagnóstico, sugiro: Rescue Remedy, Rock Rose, Aspen, Olive, White Chestnut, Impatiens, Valnut, Holly, Pine, Sweet Chestnut, Red Chestnut, Rock Water e Crab Apple.

Fadiga: é uma das queixas mais frequentes no consultório, podendo tornar-se crônica dependendo do nível e da manutenção dos sintomas. Existem vários tipos de fadiga. Vamos nos ater à fadiga emocional e mental.

A fadiga emocional está ligada aos relacionamentos interpessoais em geral, podendo se manifestar por estados de falta de disposição, apatia, preocupação, irritabilidade, desânimo etc. A fadiga mental, por sua vez, se manifesta por uma diminuição e/ou alteração da eficiência mental e física, como o cansaço por grande esforço mental e/ou físico causado por trabalho intenso. Esse cansaço extremo pode causar insônia, dificuldade de concentração, perda de memória, alteração do humor, indecisão, sensação de sufocamento, falta de energia etc.

Conforme diagnóstico, sugiro: Red Chestnut, Wild Rose, Olive, Impatiens, Chestnut Bud, Hornbeam, Elm, Oak, Cerato e Scleranthus.

Falta de atenção e/ou distração: é uma queixa muito comum atualmente e está acontecendo de forma geral em todas as fases da vida. Nem toda a falta de atenção pode ser considerada uma disfunção cognitiva, porém, as situações de estresse, cansaço, preocupação, tristeza, principalmente o excesso de informação (situações essas características dos dias atuais) atingem sobremaneira o ser humano em todas as fases da vida, especialmente as crianças, que são as mais atingidas. Tudo isso pode dificultar a manutenção de uma mente focada nas tarefas do dia a dia.

O uso excessivo de eletrônicos somatizam distúrbios como estresse, má alimentação, uso de álcool e drogas, agitação, hiperatividade, dificuldade de compreensão etc.

Conforme diagnóstico, sugiro: Whith Chestnut, Red Chestnut, Cherry Plum, Impatiens, Sweet Chestnut, Elm, Oak, Olive e Rock Water.

Fobia: causada, muitas vezes, por um medo irracional diante de uma situação inesperada. A pessoa reclama não poder mais com certos tipos de ambientes como elevadores, ambientes fechados, altura, aglomeração, medo de ficar só etc. Tais sintomas emocionais podem somatizar, causando dores no peito, respiração ofegante, sudorese, tremores etc. Algumas vezes, pela frequência de repetição desses sintomas, faz-se necessário um acompanhamento terapêutico.

Conforme diagnóstico, sugiro: *In loco:* Rescue Remedy; Sequelas: Mimulus, Aspen, White Chestnut, Walnut e Star of Bethlehem.

Frigidez: de forma genérica, um comportamento frígido, ou seja, aquele que não expressa vontade nem interesse por nada, pode ser motivado por circunstâncias tais como uma educação castradora, medo de engravidar, crendices, religião, envelhecimento, abuso físico e/ou psicológico, violência, estupro etc. Um comportamento hipoativo (frio, frigidez), leva à falta de ardor, insensibilidade, desinteresse, indiferença, podendo ser também impulsionado por medo, vergonha, culpa, apatia, tristeza. Por meio da análise, a terapia floral tem um leque de flores que pode ajudar na causa.

Conforme diagnóstico, sugiro: Mimulus, Scleranthus, Gentian, Gorce, Wild Rose, Mustard, Holly, Larch, Pine, Star of Bethlehem, Willow, Crab Apple e Clematis.

Gastrite: motivo de um grande percentual de queixas. Um quadro de elevada incerteza, aversão, medo, cansaço, influência, desespero pode levar a somatizações, evoluindo para sérias doenças como dor intensa no estômago, azia, queimação, refluxo, náuseas, vômitos, gastrites, úlceras etc.

Conforme diagnóstico, sugiro: Mimulus, Red Chestnut, Scleranthus, Pine, Sweet Chestnut, Willow, Crab Apple, Agrimony, Rock Water, White Chestnut, Larch, Centaury, Gorce e Vervain.

Insônia: de acordo com a Associação Brasileira do Sono (2021), insônia é um distúrbio caracterizado pela dificuldade de começar a dormir, de manter-se dormindo ou por acordar antes do horário. Em caso de repetição, pode-se tornar crônica, trazendo sérios prejuízos à qualidade de vida da pessoa. A insônia deixa a pessoa em estado de vigilância, alerta e desperto. Tal estado advém de desequilíbrios emocionais como preocupação intensa, insegurança, medo, mente cansada, saudade, raiva, mágoa, exigência em geral. A insônia pode somatizar em sintomas como enxaqueca, dermatites, dores em geral, reações auditivas como zumbido, formigamentos pelo corpo etc.

Conforme diagnóstico, sugiro: Cherry Plum, Mimulus, Aspen, Red Chestnut, Scleranthus, White Chestnut, Impatiens, Walnut, Holly, Honeysuckle, Willow, Oak, Elm, Chicory, Vervain, Rock Water e Wild Oat.

Labirintite: nome dado a alguns sintomas que muitas vezes são atribuídos ao labirinto, tais como sensação de ouvido tampado, dor de cabeça, tontura, zumbido no ouvido, sensação de diminuição da audição etc. Porém, muitas vezes tais sintomas podem estar relacionados a desequilíbrios emocionais como raiva, solidão, baixa autoestima, medo preocupante pelo outro, mente repetitiva, autoexigência etc. Assim, seria interessante tratar esses desequilíbrios antes mesmo e/ou em paralelo aos tratamentos convencionais da labirintite.

Conforme diagnóstico, indico: Scleranthus, Holly, Water Violet, Centaury, Mimulus, With Chestnut, Rock Water e Larch.

Menopausa: reconhecido como o período da diminuição dos hormônios sexuais femininos, tal momento traz consigo sintomas físicos e emocionais que mexem com todo sistema nervoso. Os sintomas emocionais mais comuns de acontecer são as mudanças no padrão de humor, sono, níveis de estresse. As somatizações variam de pessoa para pessoa. Entre eles estão sudoreses noturnas, distúrbios do sono, variação de humor, depressão, ansiedade, memória fraca, dificuldade de concentração, desequilíbrio, tontura, mudanças no corpo em geral. O período da menopausa sugere um diagnóstico profundo para se saber sobre como a pessoa está reagindo emocionalmente a esse emaranhado de situações.

Conforme diagnóstico, indico: Scleranthus, Cherry Plum, Aspen, Hornbeam, Clematis, Honeysuckle, Wild Rose, Olive, Chestnut Bud, Mustard, Impatiens, Walnut, Holly, Larch e Crab Apple.

Obesidade: doença que afeta milhões de pessoas no mundo. Traz consigo distúrbios emocionais e físicos. Quanto aos desequilíbrios emocionais, são percebíveis: depressão, ansiedade, transtornos mentais, baixa autoestima, baixa autoconfiança, medo da rejeição, culpa, estresse, vergonha, raiva, agressividade, timidez etc., que podem somatizar em doenças físicas como diabetes, doenças do coração, pressão alta, apneia, derrame, doenças reumáticas etc.

Conforme diagnóstico, sugiro: Mimulus, Sweet Chestnut, Mustard, Crab Apple, Cherry Plum, Hornbeam, Pine, Olive, Impatiens, Agrimony e Willow.

Pânico: é conhecido como um sentimento aterrorizante de medo e/ou ansiedade, podendo ser gerado por inúmeras situações ligadas ao estresse como perdas repentinas em geral. Tais sentimentos podem somatizar em total paralisação da pessoa, falta de ar, tontura, batimentos cardíacos acelerados, suores excessivos, sensação de morte. Dependendo do grau em que está a pessoa, podem ser indicados florais que contribuem para os tratamentos convencionais.

Conforme diagnóstico, sugiro: Rescue Remedy para as situações emergenciais e também de ansiedade como medo e/ou nervosismo diante de um evento próximo e estressante causador de tensões, perturbações, como cirurgias, provas, apresentações etc. Conforme a situação, outros florais podem também compor com Rescue Remedy.

Rinite alérgica: é um quadro amplo de sintomas e sentimentos advindos de grande sensibilidade emocional. Os sintomas emocionais são muitas vezes relacionados a contrariedades com algo ou alguém e mesmo ao próprio ambiente onde se vive, causando sentimento de culpa, raiva, perseguição, medo, insegurança com o futuro, desejo de ser uma pessoa perfeita etc. Tais sintomas podem somatizar causando inflamação e irritação da mucosa nasal com espirros frequentes, coriza, coceira na garganta, no nariz, nos olhos, acompanhados de falta de ar, dores de cabeça etc.

Conforme diagnóstico, sugiro: Mimulus, Holly, Rock Water, Centaury, Pine, Beech, Chicory, Oak, Gentian e Crab Apple.

Síndrome da insatisfação crônica: refere-se a um estado emocional de insatisfação, em que a pessoa insiste em negar e/ou ignorar a realidade, fantasiando uma vida idílica, acumulando insatisfações e afastando mais e mais do seu eu verdadeiro e/ou do autoconhecimento. É interessante observar na pessoa com essa síndrome que sua insatisfação e/ou frustração está pelo que tem e não pelo desejo de concretizar algo novo. O período da adolescência é muito oportuno para essa síndrome.

Conforme diagnóstico, sugiro: Clematis, Cherry Plum, Wild Oat, Scleranthus, Gorce, Agrimony, Rock Water, Holly e Willow.

Suor excessivo: são muitos os fatores que podem causar o indesejado suor excessivo. Mas vamos comentar aqueles estímulos que provocam grande excitação emocional do tipo: medo, preocupação, insegurança, desespero etc. Tais estímulos podem somatizar em batimentos cardíacos e ritmos respiratórios acelerados.

Conforme diagnóstico, sugiro: Rock Rose, Aspen, Red Chestnut, Gentian, Agrimony, Sweet Chestnut, Crab Apple e Larch.

Timidez: alguns sintomas emocionais necessitam ser observados para o diagnóstico da timidez: traumas como conflitos familiares, *bullying*, medo de errar, falta de segurança em si mesma etc. Trata-se de uma queixa muito comum, em que a pessoa se sente inibida nas relações interpessoais, causando interferência nos seus objetivos. São sintomas que podem somatizar em falta de ar, tosse, tremores, enjoo, tonturas, desmaios, ansiedade, crise do pânico, depressão etc.

Conforme diagnóstico, sugiro: Mimulus, Cerato, Gentian, Larch, Rock Water, Crab Apple, Centaury Rock Rose, Wil Rose, Hornbeam, Mustard, Holly, Impatiens e Willow.

Tensão emocional/mental: é um estado que pode ser desencadeado por uma situação de perigo, expectativa, bloqueio, decepção, insatisfação, pressão, incerteza generalizada etc., e pode somatizar em dores musculares difusas e migratórias em diversas regiões do corpo.

Conforme diagnóstico, sugiro: Cherry Plum, Impatiens, Gentian, Walnut, Sweet Chestnut, Mimulus e White Chestnut.

Tensão pré-menstrual (TPM): são sintomas emocionais na mulher que normalmente ocorrem na véspera da menstruação. Tais sintomas são visivelmente observados tais como: irritabilidade, impaciência, falta de motivação, excessiva sensibilidade (podendo chorar com facilidade), dificuldade de concentração, dificuldade para dormir, alteração de humor etc. Tais sintomas emocionais podem somatizar em: dor no corpo em geral, dor de cabaça, cólica, mau humor, desânimo etc.

Conforme diagnóstico, sugiro: Mustard, Impatiens, Cherry Plum, Hornbeam, Chestnut Bud, Mimulus, Holly, Crab Apple e Walnut.

Urticária emocional: pode ser desencadeada por traumas psicológicos resultantes de fortes tensões, como estresse, que afetam as células nervosas, causando sintomas psicossomáticos como ansiedade, depressão etc., gerando na pele vermelhidão, coceira intensa no corpo, lesões e/ou placas inflamadas, irritação, ardência, vermelhidão.

Conforme diagnóstico, sugiro: Impatiens, Cherry Plum, Holly, Mustard, Oak, Olive, Sweet Chestnut, Pine e Beech.

Vômito: é comum em casos de ansiedade, estresse, angústia, medos etc. Pode acontecer, em função da alteração dos estímulos sensoriais, sintomas como descontroles digestivos tipo: enjoos, náuseas, vômitos, queimação, diarreias, gases, que podem gerar também desconfortos respiratórios e circulatórios.

Conforme diagnóstico, sugiro: Aspen, Centaury, Rock Rose, Mimulus, Scleranthus e Star of Bethlehem.

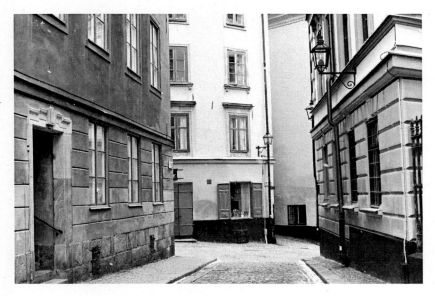

Parte V

EFEITOS DA PANDEMIA NA SAÚDE EMOCIONAL

Por isso, protegei-vos com a armadura de Deus, a fim que possais resistir no dia mau, e assim, permanecer de pé, depois de superados todas as provas

(Efésios 6:13)

São inúmeros os sentimentos que afloraram diante da realidade que o mundo está passando. Primeiramente há que se procurar saber sobre a história das pandemias no mundo. Tantas já foram registradas.

O ano de 2020 tornou-se o marco da proliferação do novo coronavírus, transformando-se num dos maiores e mais recentes desafios da medicina do mundo moderno contemporâneo.

O mundo parou, e nos perguntamos: por que com tamanha rapidez a vida no planeta mudou? Ou ainda, como lidar com as marcas ou as lesões que tudo vai nos deixar? Até quando vai durar? Será possível retroagir no tempo e manter o padrão de vida até então conhecido pela sociedade?

A verdade é que essa pandemia trouxe mudanças à realidade até então conhecida. A vida cotidiana passou a ter um só perfil para todos os habitantes humanos do planeta. Novas normas foram impostas para conter a tragédia iminente, como a liberdade de ir e vir, o isolamento social, o confinamento, o uso de máscara, a falta do carinho tão comum entre os que se amam, como um abraço, um aperto de mão, um beijo etc., enfim, tudo terminantemente proibido.

Todos esses protocolos de proteção trouxeram perdas inestimáveis ao nosso sistema imunológico, causando assim um quadro bastante comprometedor para nossos sentimentos e emoções. O medo da contaminação pelo vírus desconhecido, que tem uma capacidade muito rápida de transmutação, gerou um quadro de estresse e insegurança generalizado, agravando ainda mais os desequilíbrios já existente no cotidiano da vida moderna: insegurança, tristeza, frustração, indignação, receio, medo, incertezas quanto ao futuro.

Tudo isso é fato. Porém, também nos deu a oportunidade de nos refazermos como seres humanos; mudar nossa maneira de pensar, sentir e agir, para podermos criar fórmulas de gerenciar melhor o novo mundo que se apresenta a nós, reconhecendo nossa fragilidade e finitude por meio da humildade, vendo no outro a nós mesmos pela compaixão, tendo respeito e prudência como fator limitante de nossas ações.

Passo agora a sugerir algumas fórmulas florais mediante as queixas emocionais que, somatizadas em nosso sistema imunológico, têm resultado em grandes sofrimentos nesse momento de pandemia que estamos vivendo.

Observação: usar quatro gotas quatro vezes ao dia. Agitar antes de usar e manter em local arejado. Como o floral é uma terapia vibracional, tomar mais que o aconselhado é irrelevante, não vai antecipar resultados.

SITUAÇÕES E SENTIMENTOS MAIS FREQUENTES – SUGESTÕES DE FÓRMULAS

Pressentimentos: são sentimentos antecipados, que causam ansiedade do tipo sensação de que algo ruim possa acontecer tanto consigo como com seus entes queridos. No momento atual esse sentimento está muito presente nas pessoas.

Florais: Walnut + Aspen + Red Chestnut.

Medo: é um sentimento de urgência diante da instabilidade do momento pandêmico que estamos vivendo. Aspectos da saúde, financeiros, profissionais, familiares foram todos muito mexidos, causando ameaça, vulnerabilidade e insegurança. O medo é um sentimento nato, mas no momento ele aparece com grande aumento de intensidade.

Florais: Roch Rose + Mimulus + Gorce + Walnut.

Solidão: o isolamento social, segundo o Instituto Ipsos (2021), mostrou serem os brasileiros os mais solitários do mundo entre povos de 28 países[5].

Não precisamos estar só para sentir solidão. É um sentimento que se manifesta em momentos inusitados: numa festa, em casa, no cotidiano dos afazeres, no trabalho, por uma decepção etc. Porém, nesse momento de pandemia, ficar só virou sinônimo de segurança contra o contágio do vírus. É uma segurança vigiada que, por sua vez, desencadeou grandes desequilíbrios emocionais e sentimentais. A solidão tem se manifestado com perfis mais acentuados de desânimo, incertezas, pânico, perda do gosto por aquilo que anteriormente se gostava, decepção em geral etc., desenvolvendo assim um alto índice de angústia, ansiedade e, até mesmo, tendências suicidas.

Florais: Roch Rose + Cherry Plum + Mustard + Gorce + Impatiens + Walnut.

Tristeza: é um sentimento que nem sempre tem uma causa aparente. Sentir-se triste pode ser o normal de certas personalidades, o que chamamos de pessoas de coração quebrantado. Geralmente são pessoas muito sensíveis, que sofrem pelos outros. No caso da pandemia, a tristeza vem de uma situação concreta e muito ruim. Conforme a profundidade e constância desse quadro de tristeza, pode-se chegar ao perigo da depressão, comportamentos com quadro de desânimo, cansaço, choro, desespero, abatimento etc.

Florais: Mustard + Wild Rose + Gorce + Sweet Chestnut.

Ansiedade: é sentimento de nervosismo, irritação extrema, insônia, cansaço generalizado, advindos do estresse com relação ao que se espera do futuro, da nova realidade da

---

[5] Veja mais em: https://www.ipsos.com>...>notícias e enquetes: notícias

vida, diante da possibilidade de novos surtos epidêmicos. É um quadro de medos, instabilidade, influências, desespero.

Florais: Rock Rose + Cherry Plum + Olive + Sweet Chestnut.

Luto: é um sentimento de perda muito sofrido, que abala a alma da pessoa, provocando assim mudanças estruturais de comportamento e sentimento: tristeza, depressão, pesar profundo, fuga, raiva, apatia, culpa, esgotamento (total falta de força vital), saudade excessiva, desespero etc.

Observação: conforme o estado de alma, o tratamento pode se prolongar até a recuperação emocional chegar a um patamar de maior equilíbrio.

Sugestão de Flores para situações de perdas (luto), conforme diagnóstico:

a. Rock Rose – situações emergenciais em geral. É a flor da coragem e presença de espírito.

b. Mustard – É a flor da recuperação da satisfação e/ou alegria.

c. Willow – é a flor do perdão, da superação dos sentimentos de injustiça, ajuda a seguir em frente.

d. Agrimony – esta flor ajuda a aceitar a vida como ela é, nem tudo são flores, ver os problemas com novas perspectivas.

e. Holly – é a flor da empatia, da compaixão, da abertura do coração, da harmonia interior.

f. Pine – é a flor do auto perdão, permitindo o desenvolvimento de juízos de valores mais sólidos e verdadeiros.

g. Olive —é a flor da convalescença, para os períodos de grandes perdas de energia. física, emocional e mental.

h. Honeysuckle — é a flor do presente; o passado são experiências valiosas e o desenrolar da vida é um processo natural.

i. Sweet Chestnut — é a flor que leva a enxergar o fundo do poço, libertando e ajudando a procurar saídas com otimismo, tudo pode mudar é uma questão de fé.

j. Star of Bethlehem — é uma flor consoladora, neutralizadora dos efeitos do choque, aliviando dores e tristezas.

k. Cherry Plum — é um calmante para mente, propicia um pensar e agir com racionalidade.

l. Gorce — é a flor da recuperação da fé, da superação dos problemas físicos e mentais, da entrega ao Divino Criador.

m. Rescue Remedy — é um composto emergencial, criado por Dr. Bach para situações pontuais, podendo ser tomado sozinho ou também compor com outras flores.

CONSIDERAÇÕES FINAIS

Nesses tempos de pandemia, já tivemos a prova de que uma mudança de ótica é necessária para o desenvolvimento de um novo comportamento perante a vida. Seria então necessário um novo paradigma que dê sustentação tanto ao meio ambiente (o planeta já tem dado visíveis avisos de desequilíbrio) quanto a nova realidade que vivemos em nosso cotidiano, desenvolvendo hábitos e expectativas mais saudáveis, que possam dar maior sustentação às nossas emoções e sentimentos.

O crescimento econômico a qualquer custo não pode mais continuar. Nem o planeta nem o ser humano é capaz de sustentar os altos níveis de expectativas mantidos no pós moderno como: individualismo, produção em série, ausência de valores, imprecisão etc. Todo esse estado de comportamento e valores da sociedade tem trazido enormes desvantagens para o psicológico humano. São inúmeros os estilos de vida que aparecem a cada dia e que acabam por dominar profundamente a mente humana, como por exemplo as mídias eletrônicas e muitas outras mais. É muita pressão psicológica. E todos independentemente da idade (mais preocupante ainda quando se trata da primeira infância), estão sofrendo com esta realidade ameaçadora da saúde em geral.

O estresse, a angústia a depressão, a sensação de vazio, a própria indiferença com o valor da vida (suicídio), a ausência da fé em Deus, vem tomando espaços inimagináveis para as sociedade futuras. O que é fato e não é boato, e a criação de um espectro de insatisfação crônica, vem causando abalos na identidade pessoal, social e por conseguinte, ambiental.

Temos ainda que somar a tudo isto mais uma realidade. Ela não é nova, mas possui um perfil diferenciado. O coronavírus pegou o mundo de surpresa em vários aspectos. Outras pandemias, como disse anteriormente, já aconteceram em outras épocas, porém não com a magnitude e a velocidade desta. É preciso pensar e trabalhar com otimismo para os cuidados que devemos ter a partir de agora. Redimensionar a realidade é a tarefa de todos, mesmo porque é preciso salvar as futuras gerações para que elas possam usufruir de um mundo mais construtivo.

O ser humano não pode esquecer sua essência, apesar da presença de todo o desenvolvimento científico e tecnológico que existe hoje em dia, ele continua carente de amor, afeto, amizade, compreensão, solidariedade, aconchego familiar etc.

É melhor prevenir do que remediar. A prática do ter em detrimento do ser, tem mexido muito com o sentido da existência humana e sua essência. No afã de sua busca por dinheiro, liberdade, beleza, sucesso etc., o ser humano tem se tornado um verdadeiro escravo, físico e espiritual, de si mesmo, o que na maioria das vezes acaba gerando grandes frustrações.

Mas tudo a seu tempo. Buscar uma convivência com a essência da vida, o amor, é o que vai nos permitir o redescobrimento e o afloramento de uma consciência flexível, em que a aceitação das imperfeições e das limitações da vida nos fará pessoas de um convívio mais harmonioso consigo mesmo, com o outro e com o mundo.

Enfim, todo esse momento pandêmico mundial que experimentamos há de nos deixar como aprendizagem a necessidade urgentíssima de buscar viver a nossa essência humana, sob pena de colocarmos em xeque a perpetuação de nossa espécie neste planeta.

REFERÊNCIAS

BELLO, Angela Ales. **O sentido das coisas**: por um realismo fenomenológico. São Paulo: Paulus, 2019.

BOHM David. **Totalidades e a ordem Implicada**. São Paulo: Cultrix, 1980 .

BOTELLO, Luciane Werneck. **Era o Dr. Bach um médico quântico?** São Paulo: Blosso, 2018.

BRANDÃO, Dênis M. S.; CREMA, Roberto. **O novo paradigma Holístico**. São Paulo: Summus, 1991.

CAPRA, Fritjof. **O ponto de mutação**: a ciência, a sociedade e a cultura emergente. São Paulo: Cultrix,1986.

CAPRA, Fritjof. **O tao da física**: um paralelo entre a física moderna e o misticismo oriental. São Paulo: Cultrix,1988.

CAPRA, Fritjof. **Sabedoria incomum**. São Paulo: Cultix, 1981.

D'AMBRÓSIO, Ubiratan. **Aula magna:** a era da consciência incomum. Aula magna do primeiro curso de Valores Humanos no Brasil. São Paulo: Ed. Fundação Peirópolis, 1997.

DAMÁSIO, Antônio. **O sentimento de si**. Portugal: Temas e Debates, 2013.

DUMAS, Marc. **A psicossomática**: quando o corpo fala ao espírito. São Paulo: Loyola, 2004.

HEWITH, Paul G. **Física conceitual**. Porto Alegra: Bookman, 2015.

JUNG, Carl Gustav. **Estudos sobre psicologia analítica:** Vozes, 1981

JUNG, Carl Gustav. **Sincronicidade:** Vozes, 2005

PADUANI, Clederson. **Terapia do som**. Santa Catarina: Clube de Autores, 2019

PIERRE, D' Ambrosio Ubiratan; CREMA, Roberto. **Rumo à nova transdisciplinaridade:** sistemas abertos de conhecimento. São Paulo: Summus, 1993.

SCHEFFER Mechthild, **Teoria Floral do Dr. Bach teoria e prática:** Pensamento, 1991.

SMUTS J. C. **Holismo e Evolução**: Franklin Classics, 2018

QUARTILHO, Manoel João. **O processo de somatização**: conceitos, avaliação e tratamento. Coimbra, Portugal: Imprensa da Universidade de Coimbra, 2016.

VIEIRA FILHO, Henrique. **Florais de Bach:** uma visão mitológica, etimológica e arquetípica. São Paulo: Pensamento, 1994.

VIEIRA FILHO, Henrique. **O corpo como portal para o autoconhecimento**. (Sinte), 2009.

WEIL, Pierre. **Holística**: Uma nova visão e abordagem do real. São Paulo: Palas Athena, 1990.

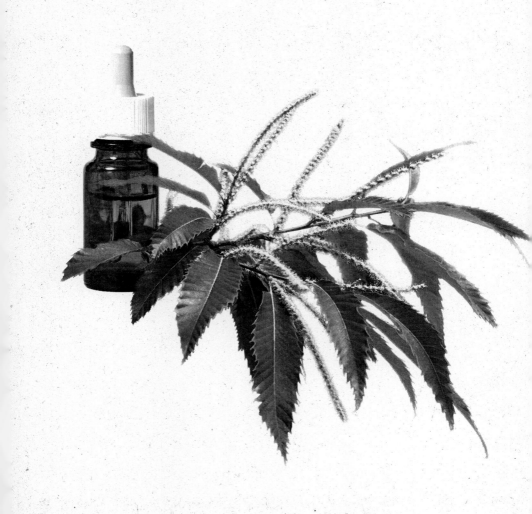